Joyce Era Louco?

DONALDO SCHÜLER

Joyce Era Louco?

Ateliê Editorial

Copyright © 2022 Donaldo Schüler

Direitos reservados e protegidos pela Lei 9.610 de 19 de fevereiro de 1998.
É proibida a reprodução total ou parcial sem autorização, por escrito, da editora.

1ª edição – 2017
1ª reimpressão – 2022

Dados Internacionais de Catalogação na Publicação (CIP)
(Câmara Brasileira do Livro, SP, Brasil)

Schüler, Donaldo
Joyce Era Louco? / Donaldo Schüler. – Cotia, SP:
Ateliê Editorial, 2022.

ISBN 978-85-7480-764-5
Bibliografia.

1. Crítica literária   2. Ensaios   3. Loucura na
literatura I. Título.

17-03675   CDD-809

Índices para catálogo sistemático:
1. Crítica literária: Ensaios   809

Direitos reservados à
ATELIÊ EDITORIAL
Estrada da Aldeia de Carapicuíba, 897
06709-300 – Granja Viana – Cotia – SP
Tel.: (11) 4702-5915
www.atelie.com.br / contato@atelie.com.br

2022

Printed in Brazil
Foi feito o depósito legal

The other day indeed,
With my shoe, on the wall,
I killed a centipede
Which was not there at all.

FERNANDO PESSOA

Joyce était-il fou?

JACQUES LACAN

SUMÁRIO

1. Loucuras 11

2. *Ulisses* 33

3. Riverrun 129

4. Lituraterra 177

5. Joyce, o Enigma 215

Referências Bibliográficas 237

1. LOUCURAS

Mênades e Musas

O tragedista Eurípides advertiu em *As Bacantes* que a repressão ao culto a Dioniso leva a crimes hediondos. Penteu, rei de Tebas, em nome da ordem, reprime o frenesi que se alastra na cidade com a acolhida da divindade adventícia. Surdo a advertências, o monarca encerra o deus do vinho nos estábulos do palácio. Nem avisado do comportamento pacífico das Mênades (ou Bacantes), reunidas no campo, Penteu se abranda, força militar cerca as insubordinadas. Dioniso convence o rei a ver as Mênades com os seus próprios olhos, vestido de mulher para não ser agredido por elas. Tendo-o instalado no alto de um pinheiro, incita as delirantes. Estas derrubam a árvore e estraçalham o infeliz. A mãe, uma das transtornadas, sem reconhecer o filho, mutila-o. Imitada pelas demais, Penteu voa aos pedaços pelos ares. A mãe, com a cabeça do filho espetada no tirso, entra triunfante na cidade, certa de conduzir a cabeça de um leão.

A palavra "mênades" tem a mesma raiz de mania, ambos os substantivos relacionam-se com o verbo *máinomai* (estar louco, embriagado, delirante). Não é com medidas violentas que se extingue o delírio das Bacantes. A "excitação maníaca", lembra Lacan, explode com violência real.

Igualmente poderosa é a mania das Musas, padroeiras das artes. Os poetas ouvem sons que se materializam em versos, em canto, em escrita, dança de sonoridades, de imagens, encadeamento de ações, achados epifânicos que não resultam de busca. Platão, cultor da dialética, declara que os poetas, embriagados pelas Musas, produzem versos sedutores de que ignoram o sentido, razão que o leva a declará-los nocivos ao Estado. Desde tempos antigos os poetas delirantes vivem como exilados, homens fora do léxico e da lei, *outlex* (*ilexicais*) na prosa inventiva e agressiva de Joyce.

O mel ritmado das Musas flui até da língua de juízes (Hesíodo). Cabe a legisladores justos transformar em vitalidade política a excitação maníaca de multidões tangidas pela dor. Assim foi em repúblicas ordeiras na Grécia antiga, assim é hoje. Os legisladores atenienses acolheram o culto a Dioniso no espetáculo teatral. Da mania orgiástica ao espetáculo teatral, não acompanhamos apenas mudança de lugar, no teatro reina o saber fazer. O teatro consagra a ação política de Dioniso. Aristóteles considera terapêutico o espetáculo teatral. A embriaguez dionisíaca desce do palco, vibra no canto coral, ativa os espectadores. Antígona, ameaçada de morte, enfrenta a tirania com sábio domínio de seus atos. Poetas, orientados pelas Musas, ordenam palavras em fuga, auscultam consonâncias e dissonâncias, encadeiam ideias, recolhem sentimentos dispersos. O vigor dionisíaco propõe enigmas, inflama inteligências. O espetáculo dirigido a olhos e ouvidos ocupa mentes atiladas.

Nem Platão resistiu ao dom das Musas, seus diálogos se desenvolvem como tragédias em prosa, Aristófanes, comediógrafo, é homenageado em *O Banquete*; seduzido pela imaginação poética, o filósofo entra na mente do assombroso inventor popular e produz um mito fecundo, o dos seres esféricos que, seccionados, teriam dado origem aos sexos. Eriximaco, o médico que preside a reunião festiva, recomenda uso moderado do vinho para que se possa examinar com serenidade criativa a atuação de Eros, divindade indispensável à convivência salutar.

Quem É Louco?

A dúvida levou Machado de Assis a escrever em fins do século XIX *O Alienista*, conto que reflete as inquietações de um século revolucionário. O Dr. Simão Bacamarte, recusando posição privilegiada na corte portuguesa, elege Itaguaí, localidade situada nas proximidades do Rio Janeiro durante os derradeiros anos do Brasil colônia para o estudo de deserdados do espírito, leva a câmara de vereadores da cidadezinha a construir uma casa destinada ao tratamento de deficientes mentais, confiada à sua exclusiva direção.

Na Casa Verde, nome da instituição, o alienista dividiu os loucos em furiosos e mansos. As subclasses compreendiam monomanias, delírios, alucinações. Foram internados um orador grandiloquente, loucos por amor, criminosos passionais, maníacos de liberalidade excessiva. A própria esposa do alienista, fascinada por vestimenta vistosa, depois de uma viagem ao Rio de Janeiro, não escapou da internação, doente de "mania sumptuária". O rigor do médico garantiu-lhe o prestígio de imparcialidade científica. O alienista submeteu a conduta humana a minucioso exame: aversões, simpatias, palavras, gestos, tendências, profissão, costumes, doenças, antecedentes familiares. Bacamarte cuidava, ao mesmo tempo, das formas de tratamento. Depois de pensar num remédio universal, dedicou-se ao estudo de substâncias medicamentosas, meios curativos e paliativos, já consagrados e os de sua própria invenção, o efeito terapêutico de viagens. Os estudos levaram-no à conclusão de que a razão é o perfeito equilíbrio de todas as faculdades, fora daí só havia insânia. Aos olhos do alienista, a loucura já não era uma ilha perdida no oceano da razão, era um continente. Bacamarte percorreu a cidade inteira. A insegurança provocou a revolta. O barbeiro Porfírio liderou um protesto, acompanhado de cerca de trinta pessoas para acabar com a tirania, para depor o déspota. Como Porfírio não teve autoridade suficiente para enfrentar o cientista, Bacamarte, valendo-se da confusão administrativa em que precipitara a cidade, internou quatro quintos da população. Inesperadamente Bacamarte muda de doutrina. Dados estatísticos o convenceram de que os perfeitamente equilibrados eram doentes e que sadios deviam ser considerados os que apresentavam alguma deficiência. Essa descoberta o levou a libertar os confinados e internar a população restante. A terapêutica consistia agora em despertar vícios nas pessoas tidas como perfeitas. O método foi tão eficiente que com o tempo a Casa Verde já não abrigava paciente algum. Diante desse fato, Bacamarte conclui que o único perfeitamente equilibrado era ele. Coerente com sua doutrina, ele próprio se interna e, depois de alguns meses de ineficiente autotratamento, morre na Casa Verde.

O conto de Machado acolhe debate de séculos. Quem é louco? Loucos devem ser segregados? Loucos contaminam a população sadia? O objetivo do confinamento é restaurar a saúde ou punir? Quem é competente para estabelecer critérios rigorosos de loucura? O conto de Machado conclui que a loucura, ingênita no homem, promove a vida. O doutor Bacamarte pune com a morte a objetividade científica.

Questões levantadas por Machado ainda estavam em discussão na segunda metade do século XX. O movimento estruturalista, pretendendo conferir rigor científico às ciências humanas, elaborou modelos rigorosos. Michel Foucault decide dar voz aos fatos. *História da Loucura* é um livro propositadamente caótico.

Vocabulário, períodos, capítulos acavalam observações fulgurantes. Procedimentos literários e de observação rolam misturados. Amparados em dados fornecidos por Foucault, acompanhemos inquietações que levam até a teorizações de Jacques Lacan. Da Idade Média à Renascença, loucos são os que se afastam da razão divina. Paixões enlouquecem. Infratores e alucinados convivem, usurários são presos e tratados como insanos. Loucura, pecado e animalidade convergem na arte de Bosch. No teatro de Shakespeare – veja-se *Hamlet, Rei Lear, Macbeth* – abandonados por Deus precipitam o mundo na loucura. Veneno e banhos de sangue encerram conflitos. Louca é a vida; plenitude, só na morte. Bruegel procura o incompreensível no cotidiano, inventa um mundo noturno, ilógico, rebelde. Goya expõe Saturno a devorar seus filhos, um monstro em lugar de paisagens repousantes.

No Modievo, violência combatia-se com violência, práticas mágicas fustigavam forças ocultas. Como o pecado foi provocado pela Serpente, doentes eram tratados com drogas extraídas de ofídios, quanto mais peçonhentos melhor. A loucura, temida, confinada e excluída, chegava a fascinar porque revelava saber, saber satânico. Difundiu-se a lenda da nau dos insensatos (*stultifera navis*), loucos transportados para lugares distantes, largados ao acaso, passavam a viver vida errante. Loucos proliferavam em lugares públicos, casas de saúde, prisões, palcos e livros. Criaram-se casas de internamento destinadas a mendigos, ociosos, desempregados, desordeiros, sacrílegos, libertinos, devassos, homossexuais, lunáticos – rebanho confuso de perniciosos, irracionais que resistiam à fome, ao calor, ao frio, à dor. Só a domesticação era adequada a seres que por atos reprováveis tinham abdicado da condição humana. Como o internamento envergonhava, fomentavam-se espetáculos para intimidar. Perturbadores da ordem contagiavam. Quando a lepra começou a declinar, casas de doentes acolheram loucos, não para serem tratados, mas para serem mantidos à distância. A distância sacralizava. No confinamento, o Deus misericordioso punia as faltas dos doentes.

No século das luzes, os insanos passaram das casas de correção aos hospitais. A competência de avaliar o estado mental restringia-se agora ao médico. Profissionais da saúde classificavam enfermidades: melancolia, frenesi, mania, furor, coqueteria, idiotice, demência, imbecilidade, estupidez, fatuidade, alucinação, histeria, hipocondria, neurose, delírio. O tratamento científico elevou os doentes, libertos de agressões diabólicas, à categoria de seres humanos. Atribuiu-se ao terapeuta a tarefa de acordar os delirantes para as luzes da razão. Recorreu-se ao teatro para encenar desatinos, lição para desatinados, discutiu-se o valor terapêutico do ópio.

Em princípios do século XIX, a loucura foi apontada como desvio da conduta normal. O transtorno aparecia no comportamento irregular, na vontade perturbada, nos sentimentos estranhos, na irresponsabilidade. O retorno à normalidade se mostrava no desejo de rever os familiares, nas lágrimas, na restauração da rotina. Nociva era a resistência à orientação médica.

Elogio da Loucura

Foucault argumenta que Descartes, ao definir o eu pensante (*cogito*), exclui a loucura. Derrida objeta que, em lugar da pretendida oposição de razão e loucura, conviria ver na teoria cartesiana um eu enigmático, noturno, patético. Derrida lembra ainda que não se deveria recusar a possibilidade de pluralizar o *cogito* cartesiano, tomado sempre no singular. Derrida conclui que a filosofia não pode viver sem a loucura, presente ainda que negada. O louco estaria escondido em nós, louco do *logos* (razão), pai, mestre e rei.

Irrecusável seria, portanto, a relação de troca entre razão, loucura e morte.

Derrida, antilogocentrista, pronuncia-se sobre a filosofia em geral, sobranceira ao evento, assevera Foucault. Denunciando Derrida de platonismo, Foucault objeta que o discurso filosófico, por não fundar nem histórica nem logicamente o conhecimento, está subordinado a regras de formação em cada época. Afastando-se da razão cartesiana, Foucault se desloca para as áreas excluídas dos textos de Descartes: a prisão, a morte, a sexualidade, a loucura. Contagiosos como os contaminados de lepra, loucos deixariam marca em tudo, em todos.

Erasmo de Rotterdam enaltece, em *O Elogio da Loucura (Encomium Moriae)*, a loucura dos artistas, contra deformações da loucura espúria, filha do prazer e do amor livre. Na opinião do humanista, a loucura, alegria dos deuses e dos homens, merece apreço maior do que bagatelas de retórica e filosofia ensinadas aos jovens. A loucura fala de si mesma com orgulho. Como poderíamos amar outros se não nos amássemos a nós mesmos? A loucura não simula, não heleniza discursos à maneira de oradores tacanhos que se fazem passar por eruditos. A loucura, presente em brincadeiras conjugais, gera filósofos e frades. Que seria da vida sem os prazeres da volúpia? Loucura e sabedoria se confundem. A loucura acende o sorriso no rosto das crianças, anima o canto, inflama o corpo, aquece o abraço feminino, cultiva a ternura amiga. Sem loucura não há vida.

O amor, em *Orlando Furioso,* poema épico de Ariosto, enlouquece Orlando, guerreiro de Carlos Magno, quando Angélica, mulher de seus sonhos, foge irrecuperavelmente para terras inimigas. A loucura, ao inflamar o valor bélico, singulariza o herói em batalhas travadas na Europa e na África. Depois de numerosas façanhas, a razão recuperada da Lua por um companheiro, devol-

18 JOYCE ERA LOUCO?

ve-lhe a serenidade. A loucura, força mágica, impregna a paixão amorosa e o brio militar.

Saboreamos a loucura em *Gargantua*, romance de Rabelais. Lucidez, loucura, irreverência, considerações eruditas, termos chulos condimentam-lhe a prosa. Ébrio de imaginação popular, Rabelais se dirige a bebedores, a lascivos. Hostis à percepção, os olhos ampliam imagens. Ao reviver o bobo das cortes medievais, Rabelais critica, recrimina, denuncia as normas que proíbem atos loucos. O romancista vê o que olhos não veem, cultiva a poesia do paladar. A embriaguez dionisíaca dá-lhe acesso ao divino. Corpos, libertos das sanções de outros tempos, rodopiam em festa. Gigantes, combatidos outrora em periferias bárbaras, frequentam cidades. A sede imensa de Gargantua, apoiada em teóricos do infinito, abre-se ao universo sem limites. No banquete oferecido, o saber é de sabor culinário, festa de vida inteira, formas dinâmicas, mutáveis, proteicas, flutuantes, ativas.

Caravaggio pinta em fins do turbulento século XVI um Baco lascivo que seduz o espectador com uma taça de vinho, oferecida com a mão esquerda; em posição desleixada, as vestes deixam-lhe o peito descoberto. A face afogueada, em que traços masculinos e femininos se misturam, colocam a divindade antiga, revivida na tela, no insidioso limite do consentido.

A loucura iluminada chega a Nietzsche, a Artaud, passando por *O Sobrinho de Rameau* (*Neveu de Rameau*), obra em que Diderot afirma que sem um grão de loucura grandes inteligências não há. Não sujeita a suspeitas hegemônicas, a loucura fala de sua própria verdade. Quer-se ativa, criativa, inventiva. Na poesia de princípios do século XIX, irmanada ao sonho, a loucura ostenta vigor discursivo, enuncia verdades secretas. A loucura é verdadeira, como é verdadeira a arte de Van Gogh.

Lacan – fortemente atraído pelos artistas desvairados de seu tempo: Breton, Beckett, Joyce, Fellini, Oshima... – acompanha atentamente a expressão artística. O psicanalista atribui a estonteante inventividade de Joyce à mania e lembra que o termo deve ser entendido em sentido psiquiátrico. Esquirol, o primeiro dos psiquiatras, elenca, no início do século XIX, peculiaridades de maníacos: sensibilidade, ilusões, exaltação, rupturas, ideias soltas, fugazes. Lacan se refere, ao que tudo indica, a seus próprios estudos psiquiátricos no início de sua carreira.

Parisiense Inspirada

Ocorre a Lacan uma paciente de outros tempos, Marcelle C., de 34 anos, professora primária, internada há um ano numa clínica. Lacan aborda o caso Marcelle num artigo, assinado por ele ao lado de dois colegas, sob o título "Écrits inspirés: schizographie", publicado em 1931 em *Les Annales Médico-Psychologiques*. Marcelle, rebelde, sedenta de liberdade, megalomaníaca, sabe manter conversa coerente. Instabilidade emocional, delírios de grandeza e de perseguição determinaram a internação. Em cartas dirigidas ao pai, aos médicos, ao presidente da república, a paciente escreve, tangida por inspirações, verdades de ordem superior. Marcelle, Joana d'Arc rediviva, "mais instruída", "de nível social superior", na opinião dela, empenha-se em orientar governantes, em regenerar costumes. Nos escritos dela abundam deslocamentos semânticos, infrações gramaticais, elisões silábicas, omissão de conjunções, assonâncias, neologismos, conjuntos rítmicos, lembrança de clássicos. Malabarismos de Marcelle lembram invenções surrealistas de Breton e Eluard, observa Lacan. Veja-se este torneio: *l'âme est lasse* (a alma é lassa) – *la* mélace (melaço). A diferença gráfica sustenta a identidade fonética, o mesmo fenômeno auditivo multiplica-se na transcrição. Ensaiemos construção similar em português: *melaço – me laço*. Expressões foneticamente iguais, diferentes

20 JOYCE ERA LOUCO?

na grafia, abundam na sintaxe de Joyce. Lacan sublinha nos textos de Marcelle achados de notável valor poético (*remarquable valeur poétique*). A mesma fonte abastece esquizofrênicos, parafrênicos, neuróticos, poetas, escritores. A psicóticos não falta nada, acentua Lacan, a neuróticos inventivos falta tudo, estes estilhaçam a ordem opressiva em busca de realidades sonhadas, imprevistas, impossíveis. Surrealistas levaram a insubordinação a extremos.

Lacan, já maduro, pratica a sério jogos lidos em textos de Marcelle: *Qu'on dit ment* (o que se diz mente), frase foneticamente igual ao substantivo *condiment* (condimento). O psicanalista pratica a diversificação gráfica desde as primeiras linhas do Livro 23 de *Le Séminaire*. A escrita não se limita a registrar sons, como queria Saussure, a escrita sustenta significações. Um mesmo fenômeno sonoro parte-se em *symptôme* e *sinthome*. O psicanalista vê em *sinthome* mais do que uma grafia de outros tempos, percebe nela a ressonância de outras vozes: *homme, saint, sinthomadaquin, sin, sint'home rule, sinthome roule*, base de longas considerações. Palavras impostas acavalam-se na escrita, partem-se, associam-se sem respeitar fronteiras temporais, sistêmicas, linguísticas. Lacan examina-as atentamente, apalpa-lhes a densidade. A sonoridade estranha lhe vale mais do que o jogo dos conceitos. A grafia antiga, como o balbuciar das crianças, alimenta elaboradas reflexões. Falar e escrever é agir, o homem é fala-ser, fala e escrita seccionam, sexo é produto.

Romance Sentimental

Em sua tese de doutorado, *De la psychose paranoïque dans ses rapports avec la personnalité* (1932), feita a diferença entre demência (causada por deficiência cerebral) e psicose (mal que perturba a relação de pacientes consigo mesmos e com o mundo), Lacan, ao focalizar a paranoia, detém-se em Aimée, autora de romances, internada numa casa de saúde. A tese, revolucionária, tira a psicose das atribuições da medicina, ciência que se ocupa de deficiências corporais. Lacan não vê déficit em psicóticos. O jovem médico observa a delirante por um ano e meio quase que diariamente. Aimée busca um lugar destacado nas ciências e nas artes, cria personagens malignas (artistas, poetas, jornalistas), corruptores dos bons costumes, responsáveis por mortes e por guerras, assume como escritora a missão de instaurar o bem, promover fraternidade entre povos e raças. A paciente chega a enviar dois romances seus, ricamente embalados, ao Príncipe de Gales, objeto de suas idealizações erotomaníacas. O Palácio de Buckingham devolveu os textos com a informação oficial de que Sua Majestade não costuma aceitar presentes de desconhecidos. Aimée agride a funcionária duma editora encarregada de lhe devolver os originais. Corretamente vestida, Aimée, ataca num 10 de abril, às 20 horas, na entrada do teatro, Mme. Z, uma das atrizes aplaudidas de Paris. A faca ensanguentou a mão erguida em gesto de defesa. Detida por circundantes, a agressora submeteu-se tranquila ao interrogatório policial. Encaminhada a uma clínica psiquiátrica, a doente declara que, no estado em que se encontrava, teria agredido qualquer um dos seus perseguidores.

Aimée é nome fictício de Marguerite Pantaine; Huguette Duflos chama-se a atriz agredida com uma faca de cozinha, o ferimento foi leve, a lâmina feriu um dos dedos, o mínimo. A identidade da paciente, escondida pelo nome Aimée, foi divulgada por Eisabeth Roudinesco, biógrafa de Jacques Lacan. A historiadora aponta as diferenças entre Aimée e Marguerite, funcionária dos serviços postais. Na sequência de seus amores, houve uma aventura feminina, paixão de quatro anos, acompanhada de despesas com roupas suntuosas. Contrariando a família, que a considerava inapta para a vida conjugal, casou com René Anzieu, inspetor dos Correios, esportista, equilibrado, simples, qualidades opostas às de Marguerite. Desta união turbulenta nasceu um menino de nome Didier; por muitos meses, única paixão de Marguerite. Transferida, por iniciativa dela mesma, a Paris, alterna trabalho e intensa vida intelectual, longe da família. Leituras alimentam seus delírios. Foi sobre esta mulher que Lacan, apoiado em Sigmund Freud, em Georges Politzer, em Eugène Minkowski, em Edmund Husserl, em Ludwig Binswanger, em Karl Jaspers, construiu sua teoria de paranoia autopunitiva. Roudinesco afirma que Lacan atribui a Aimée uma paranoia organizada, distante da vida turbulenta da paciente. Marguerite, ao sair da clínica, não pela mão de Lacan, enveredou por uma vida corriqueira, sem ambições e sem brilho. Os manuscritos confiados ao psicanalista nunca foram devolvidos à paciente, embora ela os solicitasse.

Tudo indica que o caso Aimée é uma construção teórico-romanesca de Lacan, apoiada em Marguerite, celebrizada por um golpe violento. Na tese, o psicanalista comenta *O Detrator*, romance de Aimée dedicado à Sua Majestade Imperial, o Príncipe de Gales. Frases curtas encadeiam cenas idílicas a que não faltam qualidades literárias (*valeur poétique véritable*). Lacan vê nelas recursos maneiristas, traços de bovarismo flaubertiano. Camponesa desarraigada, encantam-na fulgores urbanos de mulheres bem-sucedidas. Lacan destaca páginas de recordações infantis. Proliferam truísmos, declamações banais, paráfrases de leituras mal compreendidas, confusões, erros históricos, automatismo, fuga de ideias, palavras extraídas de um dicionário qualquer. Os delírios de Aimée se agravam quando uma irmã apreensiva resolve cuidar da educação do filho da enferma. Melindrada, Aimée divulga que lhe arrebataram o menino. Cercada de inimigos, planos criminosos estariam sendo tramados contra a criança. O amor à irmã (em função materna), expressa em *eu te amo*, converte-se por denegação em *eu te odeio*, que se inverte em *ela me odeia, todos me odeiam*. Frustrada como mãe, como esposa, como amante, como irmã, como amiga, como escritora, como redentora, num movimento de ódio e amor, Aimée, mênade furiosa, avança contra uma mulher bem-sucedida, delirantemente incluída no rol dos perseguidores, ameaça a seu filho, em quem a enferma concentra o ódio de todos contra ela. O golpe, conclui Lacan, foi na verdade desferido contra a própria Aimée, adversária inconsciente de seus próprios entraves, num gesto de autopunição.

Representantes eminentes das vanguardas artística e política saudaram a tese do jovem psiquiatra. Pela primeira vez a paranoia aparecia dinâmica, rebelde. Se Aimée desapareceu confinada numa casa de saúde, foi por desacertos teóricos, por tratamento incorreto. Os delírios foram alimentados por atritos com uma sociedade injusta. Delírios rebeldes avivam gritos de liberdade. Procedimentos violentos confinaram Aimée, desejosa de ocupar lugar produtivo na sociedade. Paul Nizan enquadra a tese de Lacan na vertente do materialismo dialético, Salvador Dalí opõe a visão de Lacan ao mecanicismo da psiquiatria corrente, René Crevel salienta que Aimée, por não se acomodar, por afrontar incompreensão abominável, é representante autêntica do proletariado feminino.

Minueto Vienense

Lacan, em *O Sinthoma*, refere-se a Dora, paciente de Freud, num dia em que o psicanalista francês improvisa, já que não esperava falar, previa-se greve naquele 14 de março de 1956. O psicanalista tece considerações sobre *O Retrato de Dora*, peça de Hélène Cixous, encenada no Petit Orsay. Lacan define como histeria rígida o que viu na peça. Ele retorna, em diferentes momentos de *O Seminário*, ao envolvente relato freudiano dos conflitos de Dora. Reserva-lhe um capítulo no Livro IV, *Dora et la jeune homosexuelle*.

O que deseja Dora, a histérica? Freud julgava que o pai fosse o objeto de seus amores. Enganou-se. As delícias proibidas de Dora era a Senhora K, amante do pai. A enferma procurava no prazer adulterino do progenitor a satisfação de seu desejo. Quatro personagens atuam no minueto vienense: Dora, o pai, a Senhora K, o Senhor K. Dora sustenta com o Senhor K relação ambígua, mas quando ele declara que a esposa não lhe significa nada, Dora o esbofeteia, que vá pro inferno. A afonia é o sintoma maior das aflições de Dora, perde a voz na presença da Senhora K. Longe dela, Dora sente-se perseguida, afirma que o pai tenta prostituí-la, que deseja entregá-la ao Senhor K para que a relação adulterina não seja perturbada. É um delírio, Lacan o declara pequeno; psicótica Dora não é, não apresenta distúrbios de linguagem. O conflito leva Dora a perguntar: o que é ser mulher, qual é a função do órgão feminino? A enferma aspira ao lugar do marido da amada. Se o pai é impotente, a Senhora K o satisfaz com a boca, fantasia a histérica turbulenta. A suposta felação explica a excitação oral de Dora: afonia. Dora sente-se aparelhada para recompensar a insatisfeita. Escondida nos bastidores, Dora acompanha apaixonadamente o que se passa em cena, sorve deliciada o desejo insatisfeito, o segredo guarda as chaves do mistério.

Justiça Alemã

O poder de produzir o que ainda não é nos leva às *Memórias* do Presidente Schreber, interpretadas por Freud e reinterpretadas por Lacan. Recuperado de um delírio hipocondríaco numa casa de saúde, Schreber viveu oito anos tranquilos com o único desgosto de a sorte não lhe dar um filho. Nomeado presidente do Tribunal de Apelação em Leipzig, aos cinquenta e um anos, sofre de insônia, fuga de ideias, perturbação mental. Internado pela segunda vez, acomete-o um delírio que Schreber resolve registrar com minúcias para o bem da humanidade, *Memórias de um Neuropata*. Em seus delírios, Schreber foge de perseguidores: o médico, o Sol, Deus. Suas tendências homossexuais encobrem sentimentos de incompletude, masculinidade ameaçada, castração. Raios, palavras divinas objetivadas, cruéis, tirânicas castigam Schreber. O psicopata sente o corpo adquirir características femininas. Para evadir-se da ira divina, Schreber ascende à posição eminente de esposa de Deus. Lacan entende assim a desmasculinização (*Entmannung*) de Schreber. Ser esposa fecunda de Deus é melhor do que viver irrealizado, desvirilizado, improdutivo. As zonas erógenas dilatam o território, conquistam o corpo da cabeça aos pés. O gozo divino baixa ao corpo do delirante. Inflamadas de erotomania divina, as entranhas espiritualizadas, aquecidas pelo Sol das maravilhas, traziam à luz a estirpe que redimiria o mundo da ruína. O delírio realiza majestosamente o desejo de criar. O delirante não nega o mundo exterior, a modernidade opressora está na gênese dos delírios do juiz.

Delírio Arqueológico

O jeito de caminhar, a posição do pé que ficava atrás... O movimento da jovem fascinava o arqueólogo. Não era o andar de uma deusa, era o de uma mulher comum. O arqueólogo tentou imitá-la. Fracassou. Suspeitou que se tratava de habilidades só femininas. Gradiva, foi este o nome que o arqueólogo botou na mulher afundada no tempo, dois mil anos. O especialista começou a observar o movimento das moças, ele que não se interessava por mulher! Um dia, na certeza de que tinha visto uma Gradiva na rua, saiu correndo assim como estava. Apareceu em público, só de pijama. Norbert Hanold chamava-se a raridade, arqueólogo como seu pai, e levava vida de monge, ou melhor, de canário engaiolado, o que lhe dava fama de esquisitão. Desejoso de conhecer o original da cópia do baixo-relevo que abrigava em sua casa, viajou à Itália em meio a casais em lua de mel. Os pombinhos melavam tudo. Por que não praticavam em casa o que procuravam na Itália? De Itália não percebiam nada, andavam por aí, tontos, só para atrapalhar. Beldades presentes evocavam-lhe a beleza antiga, perdida. Um casal o fez delirar com Vênus e Apolo. Sempre recluso, preferiu um vagão de terceira classe para se deslocar de Roma a Pompeia. Rebaixado à categoria dos pobretões, ninguém o perturbaria. Quem incomodava mais, casais enamorados ou moscas? Procurou a paz campestre. Não teve sorte. A natureza, esplendorosa, não o acolheu; o que ele desejava, a paisagem não oferecia. Queria uma arqueologia viva, uma que tivesse sentimentos, e não a ciência morta que andava em voga. Um dia, apareceu-lhe o passo leve de Gradiva. Viu-a de perfil, como no baixo-relevo. Em pleno meio--dia, hora de fantasmas, ali se movia ela, exatamente como na reprodução que o alucinava. A aproximação da moça espantou um lagarto. Viu-a de costas. Encontrou-a sentada nos degraus do Templo de Apolo. Uma ressuscitada. Falaria? Norbert a abordou em grego e latim. Ela lhe respondeu, para espanto dele e de nós todos, em alemão. Estranhou os sapatos claros em lugar das sandálias. A moça dos sapatos de neve lhe disse que se chamava Zoé (Vida), ela beirava os vinte anos. A mão de Zoé se fez humana, quente. Percebeu que chovia. Lembrou-se do canário engaiolado em frente de sua casa. Bertgang era o sobrenome da moça, a que resplandece ao andar. O que ele tomou por Gradiva desabou numa amiga de infância, importunada por uma mosca. Propôs-lhe casamento e viagem de núpcias. Freud dedicou suas reflexões sobre a Gradiva de Jensen a Jung quando ainda eram amigos. Da interpretação de Freud, do tamanho do romance, destaco partes. Para Freud, sonho não passa da realização de desejos. O pai da psicanálise considera os escritores aliados dos psicanalistas, tem o testemunho deles em alta estima. Desbravam mundos, coisas de que nada suspeita a erudição dos exploradores da psique. Em se tratando do espírito, os escritores ultrapassam o saber cotidiano, porque se abastecem de fontes que a ciência ainda não abordou, sabem seduzir com a magia da linguagem e o encanto da imaginação. Freud eleva o romance de Jensen ao nível de um estudo psicanalítico. Considera o romancista precursor da psicanálise. Se é, por que deitar no divã? Ir ao teatro para ver Sófocles ou Shakespeare não é melhor? Ler um romance de Machado? Voltemos às considerações de Freud sobre a Gradiva. O canto do canário levou Norbert à Itália, nem ele sabe bem por quê. É evidente que como o canário, ele desejava a liberdade. Norbert afundou-se na vida soterrada em si mesmo. Os delírios são ecos de experiências infantis. Esquecimento chama-se repressão. O conteúdo reprimido é inconsciente, o que não quer dizer que todo o inconsciente seja reprimido. Repressão é um conceito dinâmico. Norbert reprimiu seus sentimentos eróticos. Como não experimentou outros, o arqueólogo esqueceu Zoé Bertgang. Atribuindo-lhe, alucinado, o nome de Gradiva, nome derivado de Marte, o deus que vai à guerra, *Mars Gradivus*, Norbert transformou sua amada em filha de um patrício, deu-lhe origem guerreira. As mulheres da família Bertgang (Andarglorioso), podem ter por gerações procurado aproximar o andar de elegância helênica ao nome. Norbert experimentou a recuperação do reprimido. Para reviver, é preciso morrer primeiro, observa Gradiva.

Isso vale para a arqueologia e para o amor. Pompeia teve que morrer soterrada nas lavas do Vesúvio para que os arqueólogos recuperassem as obras soterradas. A amizade infantil teve que morrer para nascer o amor adulto. A erótica triunfa sobre a alucinação, desvenda as verdades encobertas. Em algum lugar encontra-se a amada, iluminada pelo sol. O psicanalista e o artista descobrem nos sentimentos infantis o embrião da erótica madura. O delírio de Norbert se enquadra na paranoia. A resposta a seus males, a cura, está nele mesmo. Por momentos, diz Freud, o escritor nos envolve, vemos Gradiva como uma aparição real, rediviva, consistente como o fantasma do pai de Hamlet. Que Gradiva entre na casa em que vivia em setenta e nove, data da erupção do Vesúvio, não nos espanta. Recuperados de nossas visões momentâneas, sabemos que Gradiva é uma jovem alemã, filha de um professor universitário. Queremos saber agora como ela se relaciona com o baixo-relevo e que lugar ela ocupa no coração de Norbert. Com expressões ambíguas, a moça lamenta o desencontro no episódio do pijama. Recuperando lentamente a lucidez, Norbert suspeita que Gradiva seja mais do que a estranha aparição do meio-dia. Toca-lhe a mão quente. O nome de Norbert nos lábios da moça devolve-o à realidade. Quando o encantado consegue traduzir o nome Gradiva, filha de um patrício, como Zoé, filha de um zoólogo, ele reconhece sua amiga de infância e está curado. Não só isso. Entre as loucuras humanas, o casamento ocupava na mente de Norbert o lugar central. Casais perturbavam-lhe a paz procurada na Itália. Casais e moscas. Moscas infernais, diabólicas. Pompeia encontrava-se, ao menos, resguardada. Os casais preferiam Capri. Curado, Norbert propõe casamento a Zoé e sonha com uma viagem de Núpcias – para onde? – para a Itália. Da pedra, Norbert retorna à vida. Isso vale para a arte. Se o passado não morre, afirma Proust, a arte não pode nascer.

O que faltou a Aimée? Zoé Bertgang ou uma pessoa compreensiva como ela. Em lugar de tentarem compreendê-la, em lugar de auxiliá-la no desejo de desenvolver o vigor de seu elã poético, resolveram puni-la. Paredes vazias numa clínica psiquiátrica! Quem não se sentiria perseguido? A psicanálise, ao atribuir à pessoa a capacidade de produzir a sua própria verdade, abala a hegemonia médica no tratamento da loucura. A transferência instaurada entre o analisando e o analista afasta a autoridade. Psicopatologias são determinadas pelo saber imperante, origem dos critérios para distiguir enfermidade e saúde, normal e anormal. O saber constrói.

Surra Dublinense

Não é certo que a psicanálise contribua para desenvolver a habilidade de escrever, observa Lacan em *O Sinthoma*. O que levou Joyce a escrever? O psicanalista reporta-se a um episódio em que James Joyce foi consultado sobre uma imagem que poderia enquadrar a praça central da cidade de Cork, James respondeu: cork (cortiça – *liège*). Lacan associa a resposta aos capítulos do *Ulisses*, enquadrados por suportes dialéticos, retóricos ou teológicos e passa a refletir sobre a origem da obra literária. Lembra uma confidência relatada em *Retrato do Artista Quando Jovem*, livro autobiográfico. James Joyce foi atacado na rua por quatro colegas, liderados por um certo Heron. Causa da agressão foi a preferência de James por Byron, corajosamente sustentada contra os admiradores de Tennyson. Escolhas de James costumavam ser reprovadas desde os primeiros dias de internato. Se dizia que, em casa, beijava a mãe antes de dormir, riam dele; se declarava que não a beijava, riam também. Indecisões entre o certo e o errado o atormentavam. Fustigado por Heron, empurraram-no contra uma cerca e o abandonaram. Surpreendentemente o rancor durou pouco. Enquanto se dirigia aos seus aposentos pela Jones's Road, sentiu um estranho poder (*some power*) libertá-lo da ira como uma fruta desvestida de suave casca madura (*as easily as a fruit divested of its soft ripe peel*). Lacan elimina a hipótese de que a surra tenha proporcionado prazer masoquista, sentimento cultivado por Bloom no *Ulisses*. Joyce teria sentido repulsa pelo corpo (*peel – pelure*): passado familiar, educacional, literário. Livre do corpo imposto, James Joyce teria estado livre para criar o corpo de sua eleição, o corpo da arte.

Veredas

Se Dora conseguisse livrar-se do corpo como Joyce, poderia inventar novos caminhos. Atolada no passado, vítima de "histeria rígida", arde em calores de delícias infrutíferas. Prende-a o complexo edípico, do qual Joyce se livrou ao excluir o pai inútil que o gerou para voltar-se ao pai criador que se desenvolvia dentro de si mesmo. Um nó feito de retângulos algema os pés de Dora, miúdos são os passos dela, comparados às largas passadas do romancista irlandês.

O parafrênico não é um indivíduo que se retirou do mundo, é um ser político que deseja, sofre, luta perde. Não é inadequado supor que Aimée teria tomado decisões sensatas se amparada por uma Zoé Bertgang, inteligente, paciente, compreensiva, até que os olhos da desavorada se abrissem a uma realidade móvel, viável a personalidades combativas. Não restam dúvidas de que esta alternativa prometeria melhores resultados do que o desesperançoso confinamento nos cubículos doentios de um sanatório. *Heautontimorúmenos*, algoz de si mesmo, James não era. Em lugar de punir-se, movido por culpa herdada, James Joyce desperta em si o criador. As invenções delirantes de Joyce libertam, projetam voos inesperados. Joyce sai do corpo castigado para arquitetar o corpo da escrita, hostil a submissões. A transformação não se dá de vez, invenções originais crescem lentamente. O corpo (a formação familiar, a jesuítica, a eleita) é substância de persistente reelaboração. Schreber habita, em seus períodos de doente, um corpo submisso ao pai divinizado. Joyce liberta-se do pai, abandona o corpo castigado para desenvolver um corpo divino, que, ao nomear, suscita um universo, corpo feminino como o da Anna Lívia do mamafesto, portadora de *plurabelidades*. Em lugar dos nomes do pai, Joyce assume a posição eminente de pai dos nomes que, vindos do real, esplendem como epifanias. Inventor de nomes, Joyce perpetua-se num corpo feito de nomes insubmissos, *Finnegans Wake*, retratado no navegante norueguês, de corpo disforme com trejeitos de mulher. HCE, um dos semblantes de Joyce, gira no espaço como Osíris, deus do dia e da noite, da vida e da morte. O romance, produto de um saber fazer delirante, repele delírios opressores. Os leitores de Joyce, ingressos na esfera da invenção, continuam a inventar. *Finnegans Wake* não redime, convoca inventores, restauradores da vida. Os abalos sísmicos que de tempos em tempos abalam o globo romanesco minam a base dos leitores. Indeciso quanto à etiologia dos transtornos de Schreber, Freud não lhes nega sabedoria, maior do que muitos estão dispostos a admitir. A criança e o homem mitológico vivem em nós. Joyce era louco? A resposta está na mania trágica, violência dionisíaca corrigida com o dom das Musas.

A Misteriosa Doença

Contra os esforços de Jacques Lacan para libertar a criatividade de Joyce de determinações físicas, joycistas procuram no corpo

32 JOYCE ERA LOUCO?

as razões de suas peculiaridades literárias. Os que lhe atribuem doença venérea (sífilis) veem uma tempestade de *ss* no *Ulisses*, desde o *s* inicial (*Stately*) até o *s* final (*Yes*). O *s* que encerra o romance se enodaria com o *s* de abertura e provocaria um giro viconiano da narrativa à maneira da circularidade do *Finnegans Wake*. A deficiência visual que, através de muitas cirurgias, o levou ao vestíbulo da cegueira poderia explicar o desenvolvimento da sensibilidade auditiva, expressa no pendor pela música e o exercício da sonoridade verbal. O alcoolismo, que o entorpecia por muitas horas e lhe trouxe uma úlcera gástrica, poderia explicar a embriaguez poética e a fluidez narrativa do seu último romance, desde o *riverrun* inicial até a imersão conclusiva de Anna Lívia na amplidão oceânica.

E se procurássemos o mal no próprio corpo da escrita, uma doença que explique textos rebeldes? Cometemos erros e quando os corrigimos aparecem erros ainda maiores. Não falo só de erros de escrita, refiro-me a erros de pensamento, erros de invenção. A virtude do texto não estaria no buraco, nas ironias, em paráfrases, em paródias, paródias de paródias? O olhar paródico do romancista justapõe passado e presente. Joyce empenha-se em compreender a loucura de seu tempo, mundo despedaçado. E a verdade? Ela acontece até na loucura, verdade é ato, é epifania. A epifania brilha na sacralidade do inesperado, do dizer, do meio-dizer, do tido, do silenciado, do ser (*être*) e do de-ser (*desêtre*). Poderíamos supor uma paranoia literária que atrita o texto com outros textos, com eminências, com opressões, até se voltar autopunitivamente contra si mesmo. Aprovemos o texto como campo de instabilidade, de permutas. A política do texto se realiza nos diálogos, nos confrontos. A política textual é dinâmica.

Com essas e outras hipóteses, ensaiemos a releitura do estranho e fascinante *Ulisses*.

2. *ULISSES*

Telêmaco – A Imagem do Artista no Espelho

Buck Mulligan sobe as escadarias munido dos apetrechos de barbear. Estamos na Torre Martelo em Dublin, fortaleza onde outrora vigiavam soldados atentos ao ataque de possíveis navios napoleônicos. No alto da torre, transformada em pensão, Mulligan se empina com dignidade sacerdotal, *Soberbo* (*Stately*). Ironia do narrador? À maneira de Solness, o Construtor, na peça de Ibsen, recontada em *Finnegans Wake*, Mulligan avança para desafiar Deus. Ergue o vaso de barbear com a solenidade do oficiante que reverencia o sangue de Cristo. Mas no vaso, a substância branca representa o contrário. A esperança que por séculos alimentou o Ocidente virou espuma.

São oito horas da manhã. A missa marca o início do dia, o do romance, um dia que vale por mil anos e mais, um dia que concentra a história da humanidade. O sacrifício sacraliza o homem, o sacerdote satânico arrebata de Deus o culto rendido à natureza: abençoa a torre, os arredores, as montanhas. Em Mulligan, o diabólico, o narcísico e o dionisíaco convergem. Buck (bode) é uma das máscaras dos sacerdotes de Dioniso. Etimologicamente,

34 JOYCE ERA LOUCO?

tragédia significa o canto do bode, os movimentos de Mulligan são teatrais. Enquanto *Malachi,* apelido de Mulligan, ele é mensageiro, anjo sem mensagem nem originalidade, divulgador e autoritário como Shaun, o carteiro do *Finnegans Wake.* Tirésias, consultado pelos pais de Narciso sobre o futuro do filho, respondeu que ele teria vida longa se não chegasse a se conhecer. Mulligan, sem consultar a imagem refletida no espelho, sem se orientar pela opinião de outros, cultua-se a si mesmo, não o intimidam poderes. Se procuramos um modelo homérico para Mulligan, damos com Antínoo, o mais atrevido dos pretendentes de Penélope, para se apoderar da casa real hostiliza Telêmaco. A ousadia de Mulligan supera a insolência do cabeça dos adversários do jovem príncipe. Mulligan escarnece, humilha, parodia.

Soa a denúncia de que Stephen teria apressado a morte da mãe. Por que Stephen não se ajoelhou ante o leito dela antes do último alento, mesmo que o gesto já não lhe significasse nada? A reprovação vem de Mulligan. O que não se faz pela mãe quando já não há o que esperar? Custava satisfazer esse último desejo? Se gestos religiosos tranquilizam quem se despede, por que reprová-los? A vida vale sacrifícios. Se a oração é remédio por que não administrá-la? A atitude piedosa prejudicaria a renúncia de suas antigas convicções? Buck Mulligan macaqueava sem conflitos atitudes sacerdotais porque lhe eram desprezíveis. A morte lhe era um desenlace só material. Personificações satânicas denunciam inocentes desde os tempos de Jó. Denunciam sem apontar redentor.

Mulligan é áspero. Afirma que Stephen não passa de um corpo de cão (*dogsbody*). A paródia do ritual religioso, atmosfera em que a discussão acontece, evoca as palavras de Cristo ditas aos seus discípulos na última ceia: "este é meu corpo (*body*)". A observação de Mulligan desperta a curiosidade de Stephen; este pergunta diante do espelho *que lhe estende Mulligan*: "Quem escolheu este rosto para mim?" Joyce brinca com a palavra *dog* (cão) que, invertida pelo espelho, vira *god* (deus). Elaboramos o rosto que recebemos. Veja-se o cuidado com que Mulligan trata o pelo que reveste a pele facial. Mulligan diz que Stephen tem cara de cão (*dog*), mas o que Stephen vê no espelho é a imagem de um deus (*god*). Narciso, ao contemplar o rosto refletido no lago viu a imagem de Dioniso e Apolo, deuses que protegem o teatro. Máscaras caracterizam os atores. No espetáculo da vida, todos andamos mascarados. O semblante refletido no espelho mostra a máscara de um cão, de um deus, de um herói, de um vilão, a critério de quem se contempla. O profissional da arte de curar afirma que nas veias de Stephen o sangue jesuíta flui em sentido contrário. Sangue que afronta o sistema é sangue inovador, de poeta. A reação tímida de Stephen mostra personalidade conflituada. Espelha-se nele a insegurança do Telêmaco homérico. O filho de Ulisses trata asperamente Penélope, quando esta desce à sala dos banquetes para determinar o silêncio de Eufêmio que, ao rememorar episódios da guerra de Troia, lhe enchia o coração de tristeza. Telêmaco entendia que chegara o momento de mostrar a todos, sem excetuar a mãe, que ele já tinha idade para dirigir o palácio na ausência do pai. Se o aparecimento do homem maduro contentava Penélope, a perda do adolescente dócil a entristecia. Não há ganhos sem perdas. Penélope retirou-se ferida. Doía-lhe a aspereza. No momento em que a mãe inibe atos livres, torna-se presença letal. Chega um momento em que as mães saem de cena para que os filhos passem a atuar. Toda ruptura é dolorosa. Algo morre na mãe quando o filho cessa de buscar auxílio. A reação de Orestes foi ainda mais severa. Clitemnestra, a progenitora, tomba golpeada pela espada do filho que retornara para vingar o pai, assassinado com a cumplicidade de quem lhe deu a vida. Hamlet, com traços de Édipo e de Orestes, não descansa enquanto a morte não castiga a rainha, sua mãe, cúmplice da morte do rei, seu pai.

36   JOYCE ERA LOUCO?

Mulligan tem razão: Stephen prolonga a linhagem dos filhos que colaboraram com a morte da mãe. Quem pode declarar inocência? Toda rebeldia fere. Mas não se mata a mãe impunemente. Na falta das Eríneas, antigas deusas da vingança, é a imagem da morta que se desenha ante os olhos do culpado. A sombra responde ao apelo do filho. Stephen precisa da presença dela para amainar o ímpeto das dúvidas. A lembrança da cerimônia fúnebre compensa fartamente eventuais omissões de atitude religiosa. Stephen fala à misteriosa aparição: – *No, mother. Let me be and let me live.* O "deixa-me ser, deixa-me viver" atesta que a mãe, mesmo depois de morta, vive. A visão da mãe contradiz o materialismo crasso de Mulligan. Como poderia Stephen ter aniquilado a mãe, se a imagem dela o persegue implacavelmente? Matéria não é tudo. Abre-se no peito um abismo em que vivem as sombras, concretizadas em visões e sonhos. Na vizinhança desses abismos, recentemente explorados por Freud e Jung, forma-se a prosa de Joyce.

Mulligan toma o lenço usado do bolso de Stephen e observa a cor da excrescência nasal, presa no tecido, s*notgreen – verdemuco.* Stephen lembra que verde era a cor da bile guardada num vaso à cabeceira do leito da mãe. Verde é a cor da decadência, da morte. A mãe, fonte da vida, pode causar também a morte, inclua-se o mar, o ventre de tudo. *Escrotoconstritor (scrotumtightening)* é o gesto da mãe castradora.

Stephen sente o peso da história e se revolta, mostre-se ela no corpo da mãe ou nos acontecimentos mundiais. Stephen aponta dois determinismos: o império britânico e a igreja católica. A opressão, venha donde vier, está estampada na imagem da mãe. Ele recorda a alucinação com frases em que as formas finitas dos verbos se retraem como para abolir o tempo. A mãe que foi é. Ele não consegue libertar-se desse peso onírico que não o deixa viver.

Não se pense que a vida e a morte se limitam a fenômenos químicos, físicos e biológicos – como queria Mulligan. Sobe à lembrança *epi oinopa ponton*. No mar cor de vinho da *Odisseia* refletia-se a vegetação da ilha sonhada de Calipso. *Snotgreen* une natureza, morte e arte. A arte não se reduz a sangue, bile, água e pedra. Stephen tinha acordado sonolento, perturbado pelos pesadelos de Haines. Mais graves que esses são os seus. Como não é possível livrar-se dos sonhos, convém elaborá-los, tarefa da arte. Como substância de obras artísticas, os sonhos são indispensáveis. Assim, o que era morte põe-se a serviço da vida.

Mulligan aniquila Stephen. Suas palavras atravessam o amigo como frechas, mártir. Stephen, abandonado pelo pai, esmagado pela mãe, torturado pelo amigo, menos do que cachorro, vive reduzido a nada. Usurpador é a palavra proferida contra Mulligan ao sair do abrigo a que não pretende retornar. A arte deverá salvá--lo da destruição.

O pensamento livre (*free thought*) seduz Stephen. A palavra *freethinker*, filha do Iluminismo, foi usada pela primeira vez por Molineux numa carta a Locke em 1697. Define aqueles que professam uma mundividência liberta de qualquer restrição. Stephen se declara livre-pensador ante a pergunta de Haines: "Você não é crente (*believer*), é?" O companheiro entende por crente um que aceita a criação desde o nada, milagres, um deus pessoal. Dedalus move-se entre duas posições autoritárias: o materialismo severo de Mulligan e o determinismo histórico de Haines: parece que a culpa é da história. Tudo indica que devemos culpar a história (*it seems history is to blame*), assim interpreta ele os conflitos anglo-irlandeses. Posição cômoda, se a responsabilidade é da história, estamos isentos de culpa. Livre de imposições, abrem-se ao livre-pensador muitos caminhos. Essa é sua angústia, esse é o desafio. Stephen, avesso a exclusões, quer aprender a locomover-se com segurança em território de muitos caminhos.

38 JOYCE ERA LOUCO?

O nome de Stephen Dedalus evoca o Dédalo antigo, nome derivado do verbo *daidallo*, fazer com arte. Dédalo é o construtor mítico das primeiras estátuas e do labirinto. Ateniense exilado em Creta, acolhido por Minos, Dédalo ergueu o labirinto e engenhou o simulacro de novilha, para revestir a rainha, esposa de Minos, quando esta concebeu o Minotauro, filho de um touro apolíneo, saído do mar. Irritado, o rei prendeu o artista em sua própria construção. Dédalo conquistou a liberdade com a força das asas, engenhosamente presas ao corpo. Misto de engenheiro e mártir, Stephen Dedalus vive num labirinto, Dublin, cidade em que os caminhos se enredam. Observe-se o labirinto nas alusões à história eclesiástica. Recebemos um feixe de nomes que vão do II ao IX séculos. Contra toda opressão, venha ela da mãe, da história ou da prepotência de outros, Stephen diz: *let me live*. Desamparado, busca forças em si mesmo, no passado recente e remoto para construir o futuro. Vale-se, para tanto, de sua formação cristã. Recorda acaloradas discussões sobre a trindade que agitaram a Igreja desde as origens. Elas importam porque envolvem a relação pai-filho. Tome-se a heresia ariana. Severamente monoteísta, Ário negava a consubstancialidade do Pai e do Filho. Autogerado, inefável, imutável, perfeito era só o pai. O Filho, embora criado antes do tempo, era inferior ao pai a quem incessantemente buscava. Stephen, filho de um pai desprezível, não podia transferir o arianismo para a sua própria vida. Mais simpática lhe era a doutrina de Sabélio para quem as pessoas da trindade não são mais que máscaras (*prósopa*) da mesma substância divina. Sendo assim, Stephen carregava em si mesmo o pai a quem buscava. Até para compreender o autoritarismo de Mulligan, a história eclesiástica lhe fornecia modelo, Fótio. Este tornara-se patriarca de Constantinopla, mesmo sendo leigo, valendo-se de favores da corte. Fótio tomara o lugar de Inácio, o patriarca legítimo, embora este não tivesse renunciado ao cargo. Mulligan lhe parecia um usurpador como Fótio. Embora a história (sagrada ou profana) não seja espelho, ela guarda materiais para a construção da nossa própria imagem. Arte não é remédio para pensar feridas. Arte é escalpelo (*lancet*) para abrir tumores. Stephen denuncia a arte produzida pelos irlandeses de seu tempo, "espelho partido". Stephen quer a arte revolucionária, agressiva, renovadora, não subserviente a majestades autoritárias. O que importa que Caliban, filho de um demônio e de uma feiticeira, não se veja no espelho? A arte que renova não nasce de espelhos. O instrumento com que Stephen, o artista, intervém na vida é afiada como a lâmina de barbear, agressiva como o bisturi. O espelho duplica a imagem construída sem dizer nada sobre o processo de construção. Arte é mais que imagem especular.

O helenismo de Mulligan... Não é esse o helenismo que seduz Stephen Dedalus, companheiro dele na torre. Stephen quer um helenismo sem subserviência, aberto, indagativo, compreensivo, acolhedor. Rejeita submissões, seja à mãe, ao pai, ao usurpador, ao passado ou à história. A insurreição contra a autoridade paterna – pensa Lacan – investe o jovem do poder de escrever. Os modelos helênicos oprimem autores sem imaginação. Entre o helenismo autoritário de Mulligan e a vontade de viver expressa por Stephen não há afinidade. Helenismo imposto é barreira, é negação ao acesso a outras culturas. Joyce está entre os que propunham um renascimento que fosse reinvenção sem limites.

Nestor – A História, um Pesadelo

Stephen, ainda há pouco apavorado pela pantera de Haines, examina alunos sobre ações militares antigas. O programa escolar

40   JOYCE ERA LOUCO?

prescreve a memorização de operações de Pirro, rei de Épiro, no sul da Itália. A recapitulação transcorre fria como uma lição de catecismo. Alunos fazem gracejos, o professor a cada instante se distrai. O capítulo é construído sobre a visita feita por Telêmaco a Nestor, legendário conselheiro dos heróis na campanha contra Troia. A viagem insere Telêmaco na tradição do seu povo. As informações que o ancião transmitiria ao jovem deveriam orientá-lo no governo de Ítaca, ilha conturbada pela ausência prolongada do rei. Que valor tinham, entretanto, lições sobre conquistadores ambiciosos, transmitidas por um rapaz pobre a filhos de abastados na Irlanda há séculos subjugada pela Inglaterra?

Os devaneios redimem Stephen do absurdo da profissão exercida como ganha-pão. Lacunas nos fatos recordados sugerem-lhe a ruína do espaço. Os escombros são úteis à regeneração da vida?

Stephen, em resposta ao pedido dos alunos, termina a aula com uma charada que ele próprio inventou:

The cock crew
The Sky was blue:
The bells in heaven
Where striking eleven,
'Tis time for this poor soul.
To go to heaven.

Tradução de Antônio Houaiss:

O galo cucuricou,
No céu o azul espraiou:
Celestes sinos de bronze
E os sinos de bronze
Bimbalalaram as onze.
Tempo para essa pobre alma
Ter do paraíso a calma.

Os alunos, perpeplexos, não alcançando solução, rogam que o professor a dê. A resposta do professor é exótica e hilariante: *"The fox burying his grandmother under the holybush."* Na tradução de Antônio Houaiss: *A raposa enterrando a avó debaixo de azevinho.* Tradução literalmente correta. Creio, no entanto, que devemos dar atenção a *mother* (mãe) em *grandmother*. Tudo leva a crer que Stephen armou a charada com experiências pessoais. A raposa (o intelectual) é ele. Pela altercação do primeiro capítulo, Stephen leva na consciência a morte da mãe. Na charada, *grandmother* não é avó, *grandmother* é a grandemãe (a progenitora, a Igreja, a Inglaterra). Stephen roga que sua mãezinha piedosa e poderosa repouse no céu para que ele possa viver em paz e levar a vida de artista (Dedalus) a bom termo. Stephen sepulta a grandemãe em seu próprio peito – segredo seu – para que suma a sombra que o atormenta e comunica enigmaticamente a cerimônia a seus alunos perplexos.

A emenda não remove o impasse, não há como solucionar a charada sem conhecer as circunstâncias que a criaram. A charada é um enigma, enigma é a solução. Corretos estão os que pensam que todas as declarações são enigma, enigma são as respostas, ainda que adequadas. Enigmática é a linguagem. Enigmas atraem e distanciam. Passamos a vida proferindo e interpretando enigmas. Enigmas encadeiam o falar interminável.

Uma mancha de tinta no rosto de um aluno a quem Stephen dá explicações depois da aula lembra-lhe marcas que mães deixam nos filhos. Vem-lhe à mente uma questão gramatical, a expressão amor da mãe (*amor matris*) tanto pode ser o amor que se tem à mãe quanto o amor da mãe ao filho. Como esquecer a mãe se há sinais dela no corpo, na postura, mais persistentes do que manchas de tinta? A presença da mãe não se reduz aos conteúdos da memória, a mãe corre no sangue, aflora na pele, a mãe não deixa de agir nem depois de morta, ela é comparável à tinta. Escreve-se com sangue, escreve-se no corpo. Eis uma resposta à pergunta que Stephen formulou ao ver sua imagem no espelho. Quem me fez? Sou um texto escrito por minha mãe ou sou autor de textos rebeldes? A mãe está na resposta do enigma que os alunos não sabem resolver. A mãe é enigma, eu sou enigma. O que vale para a mãe em particular vale para a história em geral.

Terminados os compromissos de docente, Stephen vai ao gabinete do diretor para receber seus parcos honorários. Desde a decoração até as palavras e os gestos, Deasy é história, o pesadelo de que Stephen procura despertar. O diretor viveu muito – por três gerações como Nestor – leu muito, sabe muito, é reservatório de valores, e ele os quer respeitados, vê nos rumos da história a caligrafia de Deus. Se escreve a história, acontecimentos instruem. O homem avança pelas pautas de quem escreve, quer queira, quer não. Essa é a lei. Os significados precedem e excedem os significantes, cabe ao homem lê-los, entendê-los, submeter-se a eles, e será feliz, inocentemente feliz – como Deasy.

Intérprete da história, Deasy pretende fazer de Stephen um homem às direitas. O rapaz é levado de um extremo a outro, do materialismo de Mulligan ao determismo de Deasy, as contradições que o atacam são mais perigosas do que o labirinto que ele está em vias de construir. No labirinto, a escolha é solicitada a cada passo; nos mundos em que Mulligan e Deasy se refugiaram, as escolhas já foram feitas, território para refletir não há. Deasy é o símbolo da cultura paralisada, histérica. O império britânico esmaga porque nele valores solidamente constituídos brilham. Determinante é a lição de Deasy, homem que sabe, homem sem dúvidas. Símbolo do episódio é o cavalo, a beleza, a destreza, o passado nobre. Preocupação de Deasy é a pecuária, atividade tradicional e lucrativa. Vem o primeiro mandamento confirmado por milhares de exitosos: dinheiro é poder. Diante da perfeição, Stephen oscila endividado. Longe do ideal de Deasy, só lhe ocorrem credores.

O argumento de Deasy se fundamenta na solidez do império britânico, senhor dos mares. Deasy soube servir-se da norma: "Não devo nada". A lição continua com outros dois princípios da virtude inglesa: generosidade e justiça. Grandes verdades, inatingíveis como essências platônicas, intimidam. Deasy conhece os inimigos, os que pecaram contra a luz, resistiram à história. Deasy sabe que a história pune os faltosos. Irrelevante é para Deasy a resposta de Stephen: "E quem não pecou?" Ainda que venha de um livre-pensador, nela ecoam as palavras de Cristo aos que desejavam, firmados na lei, apedrejar uma adúltera: "Quem estiver sem pecado atire a primeira pedra". Quem está com Cristo, Deasy ou Stephen? A história não é tão clara quanto Deasy gostaria. Quem pecou contra a luz?

Stephen redefine Deus. O poder mais alto não se manifesta num discurso articulado. Deus é "*A shout in the street, Stephen answered, shrugging his shoulders*". Stephen aponta agitações na rua: "*Hooray! Ay! Whrrwhe!*" (Hurra! Eia! Hurrhurra!). Lacan sublinha que não há Outro do Outro que atue no Juízo Final. Em lugar do Juízo, da palavra definitiva, do discurso pronto, o grito. Trovões, estrondos semelhantes a gritos, voz de Deus pontilham o *Finnegans Wake,* sons de queda, sons que desarticulam. Abalos, vizinhos da explosão lírica, libertam da narrativa, do relato histórico (pesadelo), propiciam a invenção, o semblante. O grito abala o discurso opressivo. Eminências que se arvoram como representantes de Deus traçam caminhos. Gritos alertam os que andam. Rua é rota, não é destino. Na cidade, vias se emaranham em labirinto. O saber fazer opera assim. Aos olhos do artista, refratário a modelos, monumentos memoráveis viram pó.

"– *I am happier than you are, he said.*" Esta é a resposta de Deasy. Quanto a ser mais feliz não há dúvida. Felizes são aqueles que já atingiram a meta. "Ninguém pode ser considerado feliz antes de morrer" – respondeu Sólon, legislador ateniense, a Creso, soberano arrogante, orgulhoso dos tesouros guardados. Só a morte decreta a conclusão. Deasy, o ancião, marco de várias gerações, não tem nada a aprender. Cristalizado, vive a tranquilidade da morte, transmite o legado de outros tempos, vive num sonho de que não tem consciência, pesadelo de que não pretende despertar. Na opinião de Stephen, nem a morte é repouso, mortos fornecem a tinta com que se escreve, seja a mãe, seja Deasy. Deasy instalou-se na morte, Dedalus elegeu a vida.

Embora velho, piedoso e devotado a cavalos, Deasy não reproduz o Nestor da *Odisseia*. Como o sábio grego não tem respostas para as perguntas de Telêmaco, recomenda-lhe persistir na viagem da elucidação. Percebendo a inquietação de Stephen, Deasy prevê, com uma ponta de dor, que Stephen não permanecerá por muito tempo na instituição em que leciona. O jovem reconhece que tem mais a aprender do que a ensinar. Não é possível abolir a história. Como a mãe, a história alimenta. Stephen busca, entretanto, encará-la como sujeito, Stephen elege ser. Não é possível ser, se a história inibe decisões livres. Stephen não diz que despertou do pesadelo, despertar é uma atividade de vida inteira. Stephen frequenta fatos, autores e ideias, frequenta-os para pensar, viver, ser. A história nasce do olhar de quem contempla.

Vista como acontecimento mundial, a história emerge como força a determinar ações; da perspectiva do indivíduo, não está excluído que ameace com energia de pesadelo. Stephen enfrenta a história como vivente e como indivíduo. Na sala de aula, enquanto Stephen recapitulava a expansão de Roma, ocorria-lhe a errância do povo judeu. O passado inteiro, individual e coletivo, vigia na noite maldormida. Para livrar-se das algemas da história, Stephen deixa a escola dirigida por Deasy.

Proteu – Um Telefonema à Mãe

Stephen, prisioneiro rebelado da situação econômica, política, ideológica, passeia à beira do mar longe de amigos e de inimigos. Distante de imposições dogmáticas, busca Proteu, o deus multiforme. Entrega-se a especulações sobre percepção, maternidade, paternidade, consubstancialidade, estética, ninharias (as múltiplas formas de Proteu). Em busca da liberdade, Stephen cai na armadilha dos signos, que protelam indefinidamente o acesso às coisas mesmas. Intelectual é a luta e tem como adversários ideias, palavras, livros. Stephen bate em objetos armado de capacete e espada à maneira de soldado. Estamos, desde a primeira palavra, em plena refrega proteica, cadeia metonímica de significantes. O olhar iluminado atravessa o visível em busca da matriz pré-humana, a força que move as ondas e o mundo. O nomeado inaugura a cadeia do já dito, do já conhecido, do interpretado, do semeado rumo ao invisível, o não-nomeado, o real, que opera no dizer. Enredado nas malhas de Proteu, foge a Stephen o distante. Vitoriosos seriam os que lograssem atravessar as formas, mas o visível é inelutável. Frases levantam paredes.

Contornada a velhice opressiva, o movimento da liberdade não progride sem conflito. Ondas carregam os destroços de um naufrágio, símbolos da morte, instalada nas coisas para impulsionar a regeneração. Verde muco (*snotgreen*) é signo de deterioração. O mar é o símbolo da vida, da destruição, da abundância, da regeneração. As cores, marcas deixadas pela passagem do tempo, assinam as coisas. O ritmo combina contiguidade (*nebeneinander*) e movimento (*nacheinander*). Contiguidade e movimento estruturam em cadeia metonímica o capítulo e o romance.

46 JOYCE ERA LOUCO?

Como Proteu, a linguagem não se deixa capturar, inventa incansavelmente configurações novas. Dedalus, além de mover-se no labirinto, é labiríntico, construtor de labirintos. Proteu é o ser, o saber, a renovação. Joyce disciplina a mobilidade (o dionisíaco, o fluir proteico) nos ritmos da prosa, o apolíneo de Nietzsche. Dioniso e Apolo, unidos, enfrentam a Medusa que petrifica. Masculina é a petrificação (Mulligan e Deasy), Proteu leva à Grécia, não o materialismo de Mulligan.

No quarto canto do "Inferno" paira a sombra de Aristóteles, o Mestre dos que sabem (*Maestro di color che sanno*). Nesse círculo, o primeiro, vagam poetas, filósofos, investigadores a quem, por não terem recebido o batismo, o paraíso lhes é recusado. O canto é introduzido por um estrondo que coloca Dante diante do abismo. Entramos no inferno, o romance, realidade cambiante. No capítulo anterior, o estrondo é Deus. O inferno de *Ulisses* é a memória, morada de lembranças que descem a profundidades insondáveis. Imaginemos Stephen Dedalus em novo monólogo.

STEPHEN: A diacronia me persegue, é o pesadelo da história de que tento despertar. Percebo outra distância, uma que me leva para além de todas as representações, sejam a mãe ou o peso da tradição. Quero uma ligação telefônica com o paraíso. Percebem o visível, a origem, a possibilidade de significar, o significante distante, primeiro, escondido atrás da cortina do visível? Na origem, estágio anterior à história, as formas se dissolvem. Sinto dois inelutáveis: a inelutável mobilidade do visível e a inelutável mobilidade do audível. O visível delimita o espaço, o audível circunscreve o tempo. Experimento o exterior (o macrocosmo) e o interior (o microcosmo). Tempo e espaço, categorias do mundo interior, constroem o mundo exterior. De olhos abertos, movimento-me no espaço.

Fechando os olhos, avanço no tempo. Olhos e ouvidos constituem opostos em busca de síntese. Os olhos inquietavam os gregos: Édipo, Tirésias, Platão... Cegar-se para alcançar visão profunda é a posição metafísica, cega para mudanças e atenta a verdades que ultrapassam o alcance dos sentidos. Heráclito privilegiou os olhos contra os ouvidos: os olhos, testemunhas mais acuradas, levam à investigação do espaço. Os ouvidos auscultam o tempo, território da poesia épica. Não ando de olhos fechados sem risco.

NARRADOR: Para quem abre os olhos o perigo não é menor. No *Ulisses*, anda-se de olhos abertos; no *Finnegans Wake*, de olhos fechados. O primeiro romance define os perigos da vigília; o segundo, os do sono.

STEPHEN: Evoco a teoria estética de Lessing: as artes do espaço (*nebeneinander*) e as artes do tempo (*nacheinander*). A arte do tempo me leva até as mais remotas origens: ônfalos, zero, o nada, origem de tudo. Edenville (O Éden) é número que vem depois do zero, do nada, do real. Quando abrimos os olhos, percebemos a unidade rompida, causa da perda da luz, causa da queda na história. Artes do tempo e artes do espaço não toleram exclusão.

NARRADOR: Joyce sobrepõe imagens – fragmentos colhidos em tempos e lugares diferentes – procedimento de pintores cubistas. Aqui estamos diante de coisas, não diante de discursos como nos capítulos anteriores.

STEPHEN: Penso com os olhos. Leio as coisas como palavras e as palavras como coisas, não as palavras e as coisas, e sim as palavras-coisas, as coisas-palavras. Percebo assinaturas em todas elas a demandar leitura. Encontro-me diante de um texto, signos visuais, tácteis, auditivos.

NARRADOR: Cumpre-se a antiga intenção retórica, reduzir o discurso a um corpo que se alinhe ao lado de outros corpos.

STEPHEN: As coisas não são só coisas sem pano de fundo. Não experimento Deus acima das coisas, vivo o deus que se fez carne, pedra, peixe. Os olhos pensam, pesam, os olhos no mundo e o mundo nos olhos. Sou todo sentidos. Teatro. Esbarro em barreiras sígnicas. Se matei a mãe que vejo, foi para encontrar a que não enxergo.

NARRADOR: Deasy falou: *I paid my way* [gastei muito dinheiro para chegar até aqui.] Stephen lê assinaturas. De quem são as assinaturas? De filósofos, de místicos: Aristóteles, São Tomás, Boehme... Autores que Stephen leu, meditou, reelaborou. Stephen, ao telefonar ao paraíso, apalpa a origem no som. O telefone é o aparelho do audível inelutável.

STEPHEN: Na antiguidade mítica, falavam da origem as filhas da Memória. Agora, o telefone. Das origens resta a sonoridade. De cordão umbilical a cordão umbilical constrói-se a rede que nos conecta com o paraíso. A morte da mãe chama a distâncias remotas, o paraíso, a origem das origens. A ação se desenvolve em dois sentidos: a origem das origens (o paraíso) e o filho (a criação do novo). O novo se alimenta de remotíssimos princípios, transformando-os em presente. O telefonema heleniza, mistura culturas: a grega, a hebraica e a cristã (Aleph e Alfa = 00). O paraíso é a passagem do zero ao um. Por não ter umbigo, Eva não tem origem. Falta-lhe a marca da origem, o corte. Origem é o 0. Do Aleph/Alfa, vai-se do zero ao paraíso, do um ao múltiplo, aos muitos caminhos. Como o h em português, o Aleph é sinal gráfico puro.

NARRADOR: Stephen passa do masculino, o fixo (Deasy e Mulligan – posições inflexíveis) ao móvel, o feminino, a mãe, Eva. A parteira aparece como visão, a mulher que o arrastou do buraco à vida, a mulher sábia, que tem acesso à origem. Os olhos de Stephen voltam-se ao mar cor de vinho (*oinopa pon-*

ton), a mãe além de todas as mães, mãe ausente, distante, misteriosa, caos original. Lembrado de Homero, Stephen procura capturar Proteu, o deus que se transforma tudo em tudo, o abastado em informações. Proteu, a linguagem, assume formas imprevistas. Proteu é todas as bibliotecas, acervo dos livros já escritos e por escrever. Para fugir do fantasma da mãe, Stephen telefona para a mãe de todas as mães, a que não existe, 0. A passagem do 00 ao Alef, ao alfa, é a passagem do distante ao alfabeto hebreu, ao grego, ao nosso. A partir da mãe remota, entramos na história, a nossa, nossa língua, nossos conflitos. A cultura hebraica e a grega convivem em conflito. Onde? Em nós, conflito que se multiplica em textos que nos distanciam dia a dia das nossas origens, culturas que se despedaçam e nos pomos a remembrar. 00 é a meta do nosso desejo, a mãe mítica que nos chama. Deixamos marcas do nosso desejo em tudo o que fazemos e criamos.

STEPHEN: Arranco de Proteu algumas páginas, tantas quantas minha sede de saber comporta. Teço com elas enredos. O tecido é meu, mas as palavras, as frases, os pontos e as vírgulas são de Proteu. Minhas construções, porque guardam natureza proteica, têm a natureza do prodígio das metamorfoses.

NARRADOR: O fluir da consciência (*parlêtre*, fala-ser) rompe o texto gramatical, legislado. Resultam fragmentos livres em caótica busca de ordem. Apegado a Proteu, Stephen telefona, procura o que está além de Proteu. A luta não lhe dá mais do que pedaços de informações. Proteu protege segredos. O sangue jesuítico, injetado em sentido contrário nas veias de Stephen, prende o jovem ao texto, interposto entre o homem e a realidade desde a Idade Média. O domínio da Escritura se ampliou. Viajamos do texto sagrado a quaisquer textos. O texto é o lugar em que o saber se desvela e se oculta.

STEPHEN: Visitar um tio materno é quase uma penitência. A morte da mãe pesa. Sinto-me preso. Prefiro a convivência com as ondas, o mar, a mãe originária. Pedir perdão pela morte da mãe ou assumir a morte da mãe para ir além da mãe, meu conflito é esse. Ou se mata a mãe ou se é morto pela mãe. Morta a mãe, defronto Proteu. De Proteu arranco informações. Proteu não posso matar.

NARRADOR: A polaridade homem-mulher é outra das ênfases do capítulo. Os homens estão melhor definidos. As mulheres se diluem no feminino, a mãe universal. Como Mulligan e Stephen, os homens tendem à cristalização. O feminino os faz fluir. As transformações do capítulo são proteicas. Stephen vê uma mulher, que a seus olhos se transforma em parteira, isso desencadeia uma série de recordações, que o levam à origem, à sua própria, à origem de tudo. Os verbos (arrasta, shlepeia, treneja, dragueja, transcina) prolongam e matizam as dores da Eva caída em muitas línguas, muitas culturas. Todas? Os verbos em várias línguas lembram as dores de Eva que se multiplicam na queda.

STEPHEN: Percebo-me no cão que trota, funga por todos os lados, procurando algo perdido em vida passada. Chamem-me de Sued, a imagem que, forçado por Mulligan, vi no espelho. Vida de cão é a minha de escritor. Como descansar, privilégio de Deus, no sétimo dia, concluída a obra? A minha não conclui. Minha maldição é essa. Pesa sobre meus ombros a tarefa interminável de reconstruir um mundo em ruínas. Deus, quando entra no mundo, não escapa da torrente das transformações proteicas: fez-se homem em Cristo, fez-se peixe na arte cristã. Deus faz-se carne em nossa carne, nos peixes que comemos. Em nossa pele, Deus entra nas proteicas transformações da história. Resta-nos o *Prix de Paris,* o prêmio da

mais famosa das corridas de cavalos. Nossa recompensa será a de Páris, o príncipe troiano que recebeu como prêmio a bela Helena? Stesícoro, poeta grego, levanta a hipótese, aceita por Heródoto, de que Páris não teria levado mais que um simulacro, a verdadeira Helena teria permanecido fiel a Menelau, guardada no Egito até ao fim da guerra. Prêmios seduzem também em produtos de venda promocional. Uma palavra simples como prêmio nos leva ao mar das transformações.
NARRADOR: O telefonema de Stephen é um furo através dos signos, via obstruída pela tagarelice de quem chama. As inquietações socráticas de Stephen embaraçam a marcha. O mar de palavras esconde a verdade. Stephen é dedálico porque pergunta, porque fala. O palavreado erudito do filho assunta a mãe. O sorriso materno ilumina o silêncio, alegra os que calam.

Calipso – Não Há Relação Sexual

No quinto canto da *Odisseia*, Homero retrocede ao início para narrar o retorno de Ulisses, preso em Ogígia. Joyce retoma o recurso para iniciar em ambiente doméstico o périplo de Leopold Bloom. A refeição matutina ambienta a vida familiar num momento de crise. Molly (Marion Bloom), a esposa, e Leopold, o marido, alimentam sonhos extraconjugais. Joyce conjuga em Molly: Penélope, Calipso, Helena e as Sereias (Molly é cantora).

Bloom prepara o desjejum e o serve à esposa no leito. Contrastando o tom intelectual da refeição matutina na torre Martelo, o narrador nos apresenta o mundo visto a partir do corpo com seus apetites, oscilações e contradições. Bloom e Molly agarram-se ao aqui e agora contra as tendências de Stephen, equilibrado sobre o abismo. Aparecem alimentos suaves, perecíveis como os

52 JOYCE ERA LOUCO?

que morrem. Expatriados alimentam-se do que resta, Bloom, peregrino numa cidade que lhe parece estranha, delicia-se com o rim, iguaria de sua gente. O capítulo desenvolve-se digestivo do princípio ao fim. Orgânico é o romance, corpo, reflexo de corpos; unidade sensível às modificações no tempo e no espaço, estilos se renovam como as horas do dia. A partir daqui, todos os capítulos desfilam relacionados a órgãos.

Modesto é o emprego de Bloom, corretor de anúncios de jornal. Em lugar das aventuras de um herói, as peripécias de um trabalhador em dia comum. Molly, cantora de sangue espanhol, aprecia a carícia dos lençóis. Em lugar da esposa, avessa a gestos de afeto, a gata roça sedutora as pernas de Bloom, este vê nos seios da esposa ubres de cabra, fonte de alimento para o filho que ela, depois da morte de Rudy, não lhe dá. Presenciamos indícios da *hainamoration* (mistura de ódio (*haine*) e enamoramento), *amórdio.*

Stephen e Leopold vivem como prisioneiros. Stephen resiste, carente de recursos, a personalidades autoritárias, Leopold move-se cativo dos encantos da mulher. Da antiguidade heroica, passamos à idade dos homens. Vêm-lhe à mente a filha, agora com quinze anos. Rudy morreu há onze anos (período correspondente às aventuras do Ulisses homérico, perdido no mar), onze dias depois de nascer. Há futuro para Ulisses, Bloom, sem filho homem, enfrenta o que ainda vem corroído de dúvidas. Entre devaneios, acompanhamos o corpo a corpo no mundo verificável.

Na ida ao mercado, Bloom, saudando a aurora, exprime o projeto de flanar. Em sua cabeça, de ideias fluidas, inquietações e anseios se misturam. Como em seus planos está uma homenagem a Dignam, um amigo morto, decide sair de preto. Vida e morte se conjugam. Bloom evoca cidades mortas, cidades do seu povo; da morte no mundo, o pai falido vem à sua própria existência, compara-se à mulher de Ló que, olhando para as cidades incendiadas, virou, imobilizada, estátua de sal. A união de contrários deriva a transições. O calor evoca a Espanha, o Oriente, regiões batidas de Sol. Um folheto de propaganda anuncia a venda de terras na Palestina. A fantasia o leva a terras bucólicas, paradisíacas, ricas em oliveiras, laranjeiras, amendoeiras, esperança de progresso financeiro. Sonhos povoam o mundo sem saída. O tempo é preenchido por divagações cinematográficas, a duração temporal se faz imagem. O fluir da consciência põe em tela coisas que olhos não veem, conteúdos de que apenas há indícios, maneira de fugir da tirania da prosa naturalista, presa à superfície.

Joyce, contrário ao cientificismo positivista, pratica a análise do discurso das profundidades. Reorientada a arte de ler e de escrever, a estratificação comptiana das idades já não se sustenta. Quem mergulha no discurso, percebe confluência de águas. Ao retornar, Bloom encontra, à porta, duas cartas e um cartão. Uma delas é para ele, de sua filha, Milly, a outra é para sua mulher, o remetente é Boylan, empresário e amante. *Ulisses* e *Finnegans Wake* apresentam-se como romances em parte construídos sobre cartas. A *Ilíada* e a *Odisseia* derivam de fonte oral, a fonte escrita não oferece segurança maior.

O que estava escrito na carta de Boylan a Molly não se sabe, Molly, referindo-se evasivamente ao conteúdo, esconde a missiva debaixo do travesseiro. Como o lenço na tragédia *Otelo*, de Shakespeare, a mensagem alimenta suspeitas. O capítulo lembra a carta roubada, analisada por Lacan. Textos revelam e ocultam. Somos intérpretes de signos, interpretações determinam atos, agitam o mundo interior. O que é a realidade mesma? Joyce aproxima Molly de Calipso, mulher mítica que aprisionou Ulisses por sete anos. O nome Calipso vem do verbo *kalypto*, ocultar. Espanha foi tida na antiguidade como terra da ocultação. Bloom vai do nome do rival, Boylan (Poldy para os íntimos), ao adjetivo *bold*, atrevi-

54   JOYCE ERA LOUCO?

do. *Mão boba* seria uma sugestão para preservar a refrega sonora em português. Bloom esconde uma correspondência endereçada a uma mulher com quem espera contato. O casal entra num jogo excitante de esconder, expresso em palavras, escritos, movimentos e gestos.

O Banho da Ninfa informa sobre o gosto artístico do casal. Mandaram emoldurar uma reprodução distribuída de brinde. Molly colocou o quadro à cabeceira, Bloom declara a reprodução industrial uma esplêndida obra-prima, lembra gastos com a moldura, o quadro não lhe custou nada. Marido e mulher admiram o episódio mítico com motivos diversos, a Grécia sensual fascina Bloom, muitas são as maneiras de helenizar.

Molly indaga Bloom sobre o sentido de *metempsicose*, palavra que a surpreende no livro que tem diante de si. Bloom limita-se a dizer que o termo vem do grego. A palavra ultrapassa a inteligência de ambos. Metempsicose (transmigração das almas, reencarnação) é o recurso a que recorre Joyce para atualizar o passado; Ulisses, adaptado ao novo tempo e ao novo espaço, renasce em Bloom.

A escrita e a experiência circunscrevem o espaço narrativo. Um entrecruzamento de textos forma a base da consciência de Bloom. Para aliviar o ventre, o protagonista leva um jornal. Entre o sujeito e as funções orgânicas abre-se um texto, o papel em que ele anuncia produtos torna-se papel higiênico, lixeratura. Falas sonhos, projetos, escritos desandam em detritos.

O capítulo que apresenta Bloom distancia a ação de autoridade paterna forte. O centro, vigoroso na antiguidade, amanhece débil em Dublin e na alvorada do século xx. O descentrar se esboça como ameaça e prenúncio. Sendo utópica a esperança do retorno do pai, aprenda-se a viver longe de prescrições. Ao escrever, James Joyce inventa recursos que o pai não lhe transmitiu.

Lotófagos – Narcóticos

Bloom se locomove mudo entre estranhos. A retórica abrilhantava o exercício da cidadania na pólis grega; para Aristóteles, o homem é o ser que exerce o discurso, Bloom isola-se no monólogo interior. O Ulisses de Homero teme que a morte no mar apague seu nome na memória dos homens, impede que seus comandados experimentem o sabor de uma planta que removeria lembranças. Bloom, para quem a história é pesadelo, espera que narcóticos aliviem a dor do conflito familiar.

Raros são os passantes. Ruídos matinais tomam o lugar da Aurora dos róseos dedos. Heróis antigos despertam para se distinguirem em trabalhos; em lugar de projetos, dolorosas recordações infantis atormentam Bloom, espelha-se no menino que fuma. Sobem à memória buscas aflitivas do pai ébrio no breu da noite, horas imóveis como a letargia de águas paradas, o pai era um peso morto apoiado em seus braços de menino. Uma voz antiga adverte que o hábito de fumar retarda o crescimento. Aflições tiram a vontade de avançar, de crescer.

Até a correspondência secreta entorpece, Bloom entra numa agência de correio para recolher uma carta de Martha Clifford, uma desconhecida. Tinha publicado um anúncio que convocava candidatas interessadas em datilografar trabalhos literários. Apresentaram-se, por correspondência, quarenta e quatro. Martha é uma delas. Bloom mantém correspondência epistolar com ela. A carta o coloca no alfabeto. Tangível, só a carta. Um telefonema busca o paraíso no episódio de Proteu, uma carta demanda aproximação feminina. Onde está o bem? Além do telefone e além da carta.

Na correspondência com Martha Clifford, Bloom assume o nome de Henry Flower. Não se trata apenas de uma troca de nomes, os nomes apresentam personalidades diferentes. O marido

56 JOYCE ERA LOUCO?

de Molly pretende sumir como Leopold Bloom e renascer como Henry Flower. Essência não há, desfilam simulacros, que se fazem e se desfazem.

Bloom passa por uma igreja, Betel (casa de El, Deus), nome de uma cidade ao norte de Jerusalém, onde se guardava a arca do concerto com as tábuas da lei. Deus é a lei, Deus é o pai. Bloom é pai? Bloom é lei? Contra a função paterna, o desejo de permanecer criança, de manter-se no paraíso.

Desfilam casas: a casa de Deus, outras casas, a casa funerária... Bloom começa pelo alef, uma letra que na língua hebraica não representa som; alef é significante, suporte de significações, detém-se na segunda letra do alfabeto hebraico, bet (casa sem Deus). Começa a recitar o alfabeto, morada sua. O alfabeto (o simbólico) o exila, distancia-o da realidade e do real.

Na igreja, Bloom experimenta o mistério dos símbolos eclesiásticos. *IHS* (*Iesous Hyiós Sóter* – Jesus, Filho e Salvador) é interpretado como *I Have Sinned, I Have Suffered* ou, em transcriação: *Isso, Horrivelmente Sofri*. *INRI* (*Iesus Nazarenus Rex Iudaeorum*) torna-se, na imaginação de Bloom, em *Iron Nails Ran In* – Irão pregos no Nazareno Rabi Introduzir. A teologia leva Stephen a altas elucubrações, ao passo que Bloom aproxima o ritual às aflições cotidianas. Busca alívio da dor a todo preço. Suas dores lembram as do Cristo crucificado.

No quadro de Psique e Eros, analisado por Lacan, um vaso de flores encobre o falo de Eros. Aqui a parede é verbal, Flower ou Bloom encobrem a impotência. Aponta-se desde Goethe a inação de Hamlet, contestada por Lacan. Não há argumentos que restaurem a virilidade de Bloom. Vaga por Dublin como um marginal, como sombra.

A ruína de Bloom é interior, falta-lhe desejo de agir, perambula como narcotizado, insensível, recua toda vez que lhe compete agir. Fora de casa, recebe pedaços da imagem pública de Molly, sua mulher. Paralisa-o um cartaz que anuncia um concerto da cantora. O que deseja Bloom? Um filho, embora protele medidas para realizar o projeto. Stephen, ao contrário, avesso a lenitivos, anda por caminhos que não levam a lugar nenhum, a dor intelectual experimenta a amargura do paraíso perdido. Bloom e Dedalus, dois contrários: Bloom procura um filho, Stephen repele o pai. As andanças terminam numa casa de banhos. O banho tem sentido religioso, o desvendamento e a purificação do corpo: "este é meu corpo". Na *Odisseia*, o banho revela mistérios, ao banhar os pés e ver a cicatriz de Ulisses, Euricleia, antiga escrava do herói, descobre a verdadeira identidade do estranho. Esse momento revelador não se repete em *Ulisses*. No banho, Bloom vê o membro viril flutuar na água como uma flor – *flower; Flower* é Bloom para Martha.

O corpo foi também a preocupação de Dedalus: *godsbody* ou *dogsbody*. Dedalus foge da mãe, Bloom evoca a mãe: a água do banho, a visão do umbigo, os sonhos de Oriente. Afrodite, nascida dos genitais amputados de Urano, fascina Eros. O falo, uma lânguida flor flutuante, gerou mundos na antiguidade. Bloom não tem pai a imitar, não tem filho a quem transmitir a insuficiência, encadeamento de falências. O filho falido de um pai falido enfrenta as obrigações do dia. Em lugar da memória, o narcótico para remover recordações. Bloom move-se num mundo de indagações, mistérios. Nada o redime.

O falo flácido, flutuante no banho, é símbolo de inação. Bloom, portador de um falo falido, falo de um pai suicida, um ébrio que em vez de atacar obstáculos como os heróis venerados agrediu-se a si mesmo.

O episódio espelha a Irlanda estagnada, esmagada pela história, pela subserviência. O narcótico imobiliza o pensamento,

58 JOYCE ERA LOUCO?

detém a ação. Bloom pretende ir a um enterro, o narcótico é preparação para a morte.

A arte do capítulo lembra a alquimia empenhada em transformar metais vulgares em ouro por meio de um instrumento vago, a pedra filosofal, origem de transformações, união de contrários. Os que se dedicavam na Idade Média a experimentos alquímicos supunham cooperar com processos naturais para libertar do metal a alma, ouro. Os alquimistas da Renascença (Cornelius Agrippa e Jacob Boehme), mais teólogos do que mágicos, promoveram a espiritualização da alquimia, o triunfo do espírito sobre a matéria. Em Joyce, a alquimia opera a metamorfose artística. Pela doutrina católica da trans-substanciação, pão e vinho se transformam no corpo e no sangue de Cristo. A arte transubstancia corpos repelentes em unidades que atraem. A misteriosa sonoridade do latim eclesiástico evoca o poder da arte. Joyce, filho de um pai falido como Bloom, floresce na arte.

Hades – Máscaras da Morte

Com a doce lembrança de Martha, Bloom sai da água tépida do banho como Ulisses emergiu dos braços de Circe onde repousara no enlevo de um ano. A preocupação com o corpo alvorece nas discussões do primeiro capítulo de *Ulisses*. De narcótico a narcótico movimenta-se Bloom. A viagem sacolejada ao cemitério por uma estrada pedregosa estende-se como metáfora da vida. Uma única nau com poucos marinheiros foi o que restava a Ulisses da frota de doze barcos com que partiu de Troia, apenas três carruagens acompanham o féretro de Paddy Dignam.

A cidade de Dublin se desvela a enlutados de um cortejo fúnebre. Visão impressionista. As coisas, perdida a neutralidade da prosa realista, desfilam revestidas das propriedades que esplendem em dado momento. O capítulo, singularizado, incorpora-se na sequência das peculiaridades do romance. Temporalizadas, as coisas padecem da deterioração que devasta seres vivos. O narrador, instalado na carruagem de Bloom, comporta-se como um *caraman* em movimento. O Ulisses de Homero, aplicado ao reboliço das sombras, vigia imóvel junto à fossa. No *Ulisses*, movimenta-se Bloom, o herói, atento às muitas faces da morte que espreitam nas ruas da cidade letargicamente parada.

Cunningham, de palavras ajuizadas, é o Caronte que conduz os homens vestidos de preto à cidade dos mortos. Lembrando Letes, o rio mítico que nos separa do reino invisível, quatro correntes afastam os dublinenses do cemitério: Dodder, Canal Grande, Liffey, Canal Real. Do Hades não se percebe mais do que o que se passa na superfície. O olhar dos observadores esbarra no visível. Só uma mente como a de Stephen pergunta por aquilo que não se vê.

A morte é uma ocorrência corpórea. Cuidados com a alma não há. Como entender o interesse por um fenômeno cotidiano? Não se espere que nos habituemos ao limite da vida. Única é cada uma das incidências da morte. Ainda que esperada, a morte choca.

A velhinha atrás da janela como que se protege. Ver a morte alheia afasta o olhar das marcas que o envelhecimento deixa no corpo. Bloom move-se atraído pelo fim. O vidro resguarda o organismo debilitado.

Bloom observa a velhinha que contempla a morte materializada no cortejo. Lê as reações estampadas no rosto enrugado. Os olhares não se tocam. Bloom enxerga sua própria morte nos olhos de espanto que enxergam no desfile fúnebre o futuro funesto. Quem lhe preparará o derradeiro leito, quem lhe dará o último banho?

O rosto comprimido contra a vidraça evoca as velhinhas que assistiram o nascimento e a morte de Rudy. A morte afeta a sintaxe. O discurso nos constrói e nos consome. De ele (*he*) a isso

60 JOYCE ERA LOUCO?

(*it*), Rudy some. *Isso* rompe relação pessoal. Leopold recorda um caixão que solavancos derrubaram. Elpenor morreu ao cair bêbado do telhado. Leopold imagina Dignam rolar pirambeira abaixo. Heráclito: cadáveres devem ser lançados fora como esterco. Fédon a Sócrates: Que faremos contigo depois de morto? Sócrates: Comigo, nada; com meu corpo podem fazer o que quiserem. As mulheres que cuidaram de Rudy confundiram vida e morte. Prepararam o corpo como se ainda fosse vivo (banho e xampu). A sobrevivência é mais sutil. Na lembrança, Rudy é presença viva. Contra as observações de Buck Mulligan, a morte não é só material. A morte circula do isso a ele, e do ele a isso. Para Stephen, a mãe sobrevive como fantasma; para Bloom, Rudy sobrevive como saudade. O pai projeta o passado no futuro, o desejo de recriar o filho perdido. Lembrado da derradeira purificação do corpo de Rudy, Bloom leva consigo o sabonete do banho. O pai lê na rigidez cadavérica do filho o seu próprio futuro.

No caminho ao cemitério, Bloom indica a Simon seu filho Stephen, de preto, à beira do caminho. A visão do filho desperta no pai sentimentos hostis. Como na tragédia de Sófocles, o filicídio precede o parricídio. Entre o Simon extrovertido e o Stephen reflexivo alargam-se abismos. Na biblioteca, o filho se declarará pai de si mesmo.

Bloom qualifica Stephen de herdeiro. Adjetiva, na verdade, um desejo seu. A morte de Rudy deixou vazio um lugar que Bloom procura preencher. Frustrada a possibilidade de se renovar no filho, Bloom pensa na filha, Milly.

Argos chamava-se o cão de Odisseu. Atos chamava-se o cão que o pai confiou a Leopold. Há ordens que vêm da tumba, e são irrecusáveis. O pai sobrevive no cão. Ecos do primeiro capítulo.

Aparece o amante de Molly. Bloom, quieto. É como se a morte lhe imobilizasse os braços. Ulisses matou os pretendentes. No corpo imóvel de Bloom borbulha a imaginação. O que encanta num tipo vulgar como Boylan? O olhar de Bloom baixa às unhas. A aparência fascina mulheres. A instabilidade do aparente prenuncia a morte. A fragilidade das essências platônicas deixou o céu vazio. O cortejo passa por monumentos de heróis. De pedra ou de bronze é a grandeza passada, imponente, morta. Stephen sentiu o peso do passado nos valores defendidos por Deasy. Como em *Finnegans Wake*, convém que gigantes durmam. A vida se refugia numa flor que celebra o aniversário da morte. Por mão de mulher? Vida e morte na flor – Bloom.

Bloom está em situação diferente de Stephen que mata o pai depois de ter morto a mãe. O chefe da horda, vítima de parricídio, pode receber o culto dos filhos. Benéfico é o solo que guarda heróis. O pai assassinado vive no discurso dos seus. O pai que se mata, não. O suicida agride, silêncio sela-lhe a morte. Filho de um suicida, Bloom pisa no vazio. Sem pai e sem filho, Bloom vive entre dois nadas. De um pai suicida não se recorda nada, de um filho morto não há nada a esperar.

Nos gestos mecânicos do sacerdote não palpita vida interior. O rito prescrito exclui transcendência. Atos impensadamente repetidos deletam individualidades. O sacerdote ao pronunciar o que o ritual prescreve aniquila-se a si mesmo. *Tu és Pedro.* Em que se converteu a igreja edificada sobre essa pedra? Na cerimônia fúnebre a palavra morreu. A ressurreição e a vida devem ocorrer em outro lugar.

Bloom procura convencer-se de que a morte é um acontecimento só físico. O coração reduzido a bomba é o órgão do capítulo. Nisso o corretor não está longe de Mulligan. Ambos ingressam na linhagem de Epicuro para quem morte é dissolução de átomos. Bloom singulariza, contudo, a morte de Rudy. O desaparecimento de um herdeiro não é só a pane de uma bomba. E há a mãe de Stephen que inquieta o filho depois de morta. Também o respeito dos coveiros distingue de outras extinções os sepultados. As pás que lançam terra sobre os esquifes são mais eloquentes que o ritual dos sacerdotes. Onde enterrar os mortos? Como tratá-los? Bloom traz mortos enterrados em si mesmo. O Hades está dentro dele, lugar a que desce a todo instante. A memória é a morada dos mortos. Na memória mortos vivem.

Rudy rola do *ele* ao *isso*. Bloom inverte o processo, do *isso* a *ele*. Uma vez entrados na vida não saímos dela. Os mortos vivem como sombra. Raciocinam, falam em contato com o sangue, o nosso. Alimentam-se do nosso corpo. *Tomai e comei...* Incubismo é a técnica do capítulo. A memória incuba mortos. A linguagem os reveste e lhes devolve a vida.

Acode o trabalho do artista: *Eu disse Eu (I said I)*. O dizer transforma o Eu físico em Eu literário. O romancista lembra os soldados de Odisseu, que chamavam de nome os companheiros tombados no combate. Lacunas ferem o texto, reticências, mas os vermes que devoram a carne e os que roem frases não são os mesmos. Escrevemos de espada em punho: tinta e sangue. Selecionamos as sombras a quem por momentos damos vida. *Eu disse Eu.* O Eu literário – precário, lacunoso, vulnerável – revive no Eu da leitura. O Eu dito desperta o Eu silenciado. No último Eu revivem os anteriores. Bilhões de eus perecem a cada momento. Raro é o eu que ascende à dignidade de Eu. *Disse Deus,* desde o Gênesis ao Evangelho de João, a palavra sustenta o mundo. Se escrevo: Eu digo Eu, o *digo* tem valor de *disse*. Todo grafado pertence ao passado. Quem lê viaja ao mundo dos mortos. Os mortos vivem do sangue de quem escreve. A autobiografia acontece na escrita. Ao escrevermos, a vida se faz texto. Todo texto traz a marca de quem o escreveu. Como escapar da biografia? No Eu biográfico, o Eu biológico revive. Quando leio, o Eu escrito revive na leitura. Da biologia à biografia e da biografia à biologia, esta é a vida da literatura. A lógica da biologia e a lógica da biografia diferem, na diferença a literatura vive.

Ao escrever *Hades*, Joyce recordava a ida do Ulisses homérico ao mundo dos que já não despertam para a luz do dia. A viagem às paragens sombrias dos cimérios, normalmente empreendida depois da morte, atravessa a vida, confunde-se com ela. Absolutamente certa, o homem a empreende só, porque só a ele a morte se desvela. Ulisses depara muitas maneiras de morrer. A reversibilidade espacial e a irreversibilidade temporal se enredam. A imaginação rasga o manto das sombras. A poesia realiza o que fatos negam, o canto ilumina nessa e em outras versões.

A descida ao Hades ocupa o centro da *Odisseia*. Descer ao Hades é recordar os mortos. Rumo ao reino dos que já não respiram, o barco avança entre a glória e o olvido. Glória é permanecer na memória dos homens, viajar pelos discursos, frequentar o canto. O olvido está no outro extremo. Ambos os polos seduzem. O olvido insiste: morrer na ignorância, encurtar o caminho, sumir sem feitos, partir sem elos, nenhuma palavra, nenhum sinal. Lotófagos, Circe, Hades balizam a estrada do olvido.

Para ir ao reino dos mortos e retornar na força dos músculos, métodos convencionais não bastam. Seguindo instruções de Circe, Ulisses recolhe o sangue do sacrifício animal num fosso e o protege com a espada. A vida é administrada: oferecida e negada. A lâmina se levanta na fronteira entre vida e a morte, provoca e intimida, semeia susto mesmo na mente dos que já partiram. Ulisses não ergue a arma só contra guerreiros sedentos de vida, o ferro ameaça também noivas, velhos, virgens. O navegador luta para que a chusma desordenada de vultos não inviabilize o objetivo de sua vinda, obter informações sobre a rota que o devolverá a Ítaca. Nada lhe vem sem esforço, até a morte requer deliberação ajuizada.

Foucault assegura que o homem dos tempos modernos descobre a morte na dissecação dos cadáveres. A morte, pensa ele, ilumina a vida. Para Lacan a força do dizer vem do real (o sem-sentido, a morte). Com o objetivo de se reorientar no dizer e fazer, Ulisses desce ao Hades. Tanto na experiência cirúrgica quanto na visão mítica, morte e vida são imagens da mesma unidade. Não sendo física, a morte tem muitas entradas, a eleita por Ulisses, a da poesia, é uma delas. Protegidos por palavras, ritmos e sons, a morte nos espreita. Nos versos de Homero os mortos vêm e vão. O canto é a espada, mágico é o aedo, a poesia é a vida dos mortos depois da morte. O sangue que circula nos versos reanima os que moram na sombra.

O primeiro a beneficiar-se da oferenda – quem diria? – é Elpenor, companheiro de Ulisses, morto na festa oferecida por Circe para celebrar a partida do navegador. Cômica é a morte do soldado. Embriagou-se, caiu do terraço, quebrou o pescoço, morreu. Roga que o aventureiro não se esqueça de retornar à ilha para dar-lhe sepultura. Sem essa homenagem, a derradeira, os mortos não descansam. Ulisses, notoriamente sentimental, garante, em lágrimas, que o pedido será atendido. Elpenor é um dos que brilham só ao morrer, mesmo que a morte seja inglória.

Embora comovido, Ulisses cuida para que a razão não seja sufocada pelos sentimentos. Fácil não é. Entre o turbilhão de sombras, delineia-se o rosto de Anticleia, mãe de Ulisses. Embora comovido, Ulisses retarda a conversa com ela. Urge ouvir Tirésias, vidente legendário, cego para objetos banhados de luz, mas sensível ao que há de vir. Os acontecimentos obedecem a uma ordem inscrita na totalidade cósmica, pensava-se, e há quem tem dons para perscrutá-la. Se há memória do passado por que não poderá instaurar-se memória do futuro? Envoltos pela noite do que foi e pela noite do que será, as qualidades de Tirésias não nos são de todo estranhas. Como o sangue no fosso de Ulisses, a palavra traz à luz eventos passados e futuros, narrados por Homero, narrados por Tirésias, ou narrados por um de nós. Como o narrador não deseja que o receptor se perca no mar dos episódios, a fala de Tirésias funciona como prólogo da nova série de narrativas. Poderia equivocar-se, sendo essa sua função? A vidência diminui o impacto do inusitado. O autor da *Odisseia* entrevê o futuro com os olhos interiores de Tirésias. A vida não é formada por uma sequência de fatos sem sentido. O triunfo da paz sobre a violência aclara o caminho.

Se Ulisses conseguir refrear a cobiça dos seus, acontecerá isso, se o desvario vencer acontecerá aquilo. "Se" instala o homem na liberdade. Como em outras aventuras, atos desatinados, causa de infortúnio, retardarão o retorno. Ítaca não representa automaticamente o fim dos trabalhos. Ulisses só viverá em paz, se combater desmandos. O remo, instrumento da aventura e da morte, deverá converter-se em monumento de estabilidade, de paz, plantado na terra. Gesto simbólico: a agricultura deve prender o navegador à terra.

Tirésias o informa sobre riscos na viagem e na pátria, mas quem lhe daria melhores informações sobre sua casa e sua gente do que a mãe, morta pela saudade? De quem? Desse mesmo filho que inopinadamente a encontra na região bolorenta. Terna soa a voz ao falar da esposa aflita, do pai austero, de Telêmaco. O contato físico não vai além dos braços, para a palavra não há distâncias,

66 JOYCE ERA LOUCO?

nem mesmo a morte. Perde-se a mãe gradativamente. Chega um momento em que ela não é mais que uma sombra viva só na lembrança. Homero visualiza conflitos e os dramatiza. Ulisses estende a mão, e a sombra se move como o vapor que sobe da chaleira nas manhãs de inverno.

A mãe de Ulisses abre a galeria de mulheres, damas de outros tempos, origem de linhagens ilustres. O mérito dos que realizam grandes feitos é também das mães que os geraram. Vem Tiro, que, unida a Netuno, gerou Pélias; vem Antíope, ancestral dos reis de Tebas; vem Alcmena, mãe de Héracles; vem Epicasta, imortalizada por Sófocles com o nome de Jocasta. Enforcada, Epicasta amaldiçoa desde o reino dos mortos Édipo, involuntariamente parricida e incestuoso. Para escrever a tragédia, Sófocles excede essas informações sucintas.

Visivelmente comovida com a atenção dada às mulheres, Arete, a rainha, interrompe a exposição, lembrando que um hóspede de tal categoria faz jus a presentes à altura de seus feitos. Alcínoo confirma o desejo da esposa. Ulisses reconquista com o poder da palavra as riquezas conquistadas pelas armas e devoradas pelo mar. O rei manda que prossiga, mesmo que a narrativa toque a fímbria do manto luminoso da Aurora. A narração de Ulisses assemelha-se às artes mágicas de Circe. O homem nasce da rebeldia contra poderes que o superam. A insubordinação de Prometeu é exemplar. A rebeldia do poeta, assombrosa contra feiticeiros, gigantes e deuses, distingue-se da do homem industrioso. O poeta faz do infortúnio encanto.

Ulisses retoma a palavra falando dos companheiros de Troia que a morte já colheu. Dentre eles destaca-se Agamênon, o chefe do exército, morto, ao retornar ao palácio por artimanhas de Clitemnestra, sua infiel esposa. Ajax, Neoptólemo e Héracles fecundaram a imaginação dos tragedistas além de Jocasta e Agamênon. Dentre aparições remotas destacam-se Tântalo e Sísifo, ambos punidos com sentenças cruéis. O primeiro padece de sede num lago e de fome cercado de árvores frutíferas. Sísifo, vencido pelo peso da pedra que deve levar até o alto de uma montanha, reinicia sem descanso um trabalho sem fim. Aquiles, embora saudado como príncipe entre os mortos, declara que vivo, mesmo subordinado a um pobre camponês, seria mais feliz. Nem tudo é desgosto e sofrimento no reino dos mortos. Héracles, ao lado da bela Hebe, vive na morte a felicidade que lhe foi negada em vida. Coberto de insígnias, lembra os trabalhos penosos que lhe foram impostos em vida. Se até o grande Héracles teve que sofrer, por que não sofreriam combatentes de geração mais recente? Separados pelo tempo e por conflitos, os mortais se solidarizam até naquilo que os excede.

A ida ao Hades é uma viagem no tempo. O desejo de conhecer os homens tem sentido espacial e temporal. O Hades é um mundo de gente que lutou e sofreu, é uma cidade de homens, um universo. Dos tragedistas a Camus, muitos desceram a ele para compreender o mundo dos vivos. O conhecimento da morte nos distingue e nos instrui.

A estada no Hades desdobra-se em duas partes. Na primeira, dominam as mulheres, Anticleia e outras damas ilustres. Na segunda, destacam-se os heróis: os companheiros de Ulisses e os que combateram em outros tempos. Damos em cada parte com o mesmo arranjo: aparições recentes seguidas de figuras remotas. Herói civilizador, Ulisses disciplina o mundo caótico das sombras. Mesmo no Hades, o homem organiza o mundo à sua medida. Mas o tempo não diminui o sofrimento, igual para todos, em todas as idades.

Outros heróis desejaria encontrar Ulisses, ocorre-lhe Teseu, mas a prudência manda que recue. Se desse com o olhar petrificador de Medusa, perderia o comando dos braços, e Ítaca se transformaria em nostálgica lembrança. Odisseu atravessa o rio

68 JOYCE ERA LOUCO?

Oceano rumo a Eeia, rumo às moradas da Aurora para cumprir a promessa feita a Elpenor. Aurora encerra a noite passada no Hades que se fecha como um sonho povoado de desejos e sustos. Tirésias ofereceu uma visão geral do retorno. Circe detalha uma parte. O projeto narrativo compreende antecipações.

Éolo – Manchetes ao Vento

O REI DOS VENTOS

Não exerce poder sobre ondas quem não é senhor dos ventos. Castigado por correntes adversas, Ulisses perde o rumo. Ei-lo no centro do império dos fortes tufões e da brisa acariciante, a ilha flutuante de Éolo. Engana-se quem imagina intempestivo o rei dos ventos. Vivem na ilha o rei, sua mulher e doze filhos. De costumes rigorosamente endogâmicos, os seis irmãos receberam as seis irmãs como esposas. Sete casais harmoniosos ocupam o território. A autossuficiência os protege de obrigações externas, de buscas cansativas, de alianças comprometedoras. Não os afetam conflitos. Para segurança dos que afrontam as águas e dos que cultivam os campos, os ventos imprevisíveis obedecem a esses senhores. A perfeição de quem domina contrasta a inconstância dos dominados. Só a constância governa ventos e paixões, os ventos da paixão.

INSTABILIDADE

Ulisses, depois de uma estada tranquila na ilha de Éolo, recebe do anfitrião mais do que metais preciosos, o domínio dos ventos lhe é confiado até alcançar Ítaca. Poderia desejar dádiva maior? Senhor dos ventos, o destino lhe é posto nas próprias mãos. Acontece que o navegador não se mostra à altura do privilégio. Vencido pelo cansaço, fraqueza de que Éolo não padece, Ulisses abandona a vigilância antes da meta. Certos de que estavam sendo ludibriados, os homens de Ulisses procuram ouro na bolsa dos ventos. Os ventos libertados devolvem os incautos à ilha de Éolo. O homem é terrível por dominar as rotas do mar, diz o coro de *Antígona*. Domina? Instável como os ventos, o homem cansa, suspeita, diverge, cochila. As forças arrastam-no a inóspitos caminhos. A natureza reage irracionalmente, isto é, contra as razões do homem. Para dominar ventos requerem-se qualidades mais que humanas. Já tínhamos visto Ulisses triste, desesperado o vemos agora. A decepção é tão profunda que o fascina a intenção de morrer no mar. A viagem lhe revela o conteúdo inteiro do que disse ao gigante: eu me chamo Ninguém. O conflito interior iguala a convulsão das ondas açoitadas.

MANCHETES

O nome dos ventos corresponde a manchetes de jornal. O exercício de múltiplos estilos o leva a incorporar procedimentos da imprensa diária. A manchete, cuja força está na ênfase, iguala o nobre e o ignóbil. Liberto do autor, o destaque vive de pequenas descobertas, de perdas invisíveis. O jornal fala aos olhos, aos sentimentos, mais do que à inteligência. Impelido pela prosa de Joyce, mantenho neste capítulo a técnica de divulgação intempestiva de impressões momentâneas, acolhidas por manchetes.

POR QUE SOFREM OS HOMENS

Dois polos seduzem Ulisses: o domínio de forças adversas ou a rendição. A sabedoria manda eleger posição intermédia: nem domínio, nem entrega. Ceder para vencer, reconhecer poderes e conviver com eles. O resultado do episódio de Éolo confirma as palavras de Zeus na presidência da assembleia dos deuses: indevidamente buscam os homens fora de si a causa de seus males. Forças adversas corroboram; nada, entretanto, diminui a respon-

70 JOYCE ERA LOUCO?

sabilidade de quem age. Ulisses não está longe da pátria por maldição divina, mas por sua própria tolice.

NA TEMPESTADE

A visita ao jornal vinha sendo preparada desde o segundo capítulo. Deasy contava com a colaboração de Stephen para a divulgação de um artigo seu. Ventos embaralham caminhos, Stephen leva à redação um texto contrário a suas ideias.

JORNAL, OS USOS

Bloom, que usou o jornal para a higiene pessoal, que, ajoelhado numa folha impressa, participou de uma cerimônia fúnebre, entra na sala de redação. No jornal, de rápido envelhecimento, a vida se renova. Em *Proteu* indagava-se pela origem de tudo, Éolo retrata o momento que passa.

DESACERTOS

Dominar ventos (opiniões, paixões, acidentes, poderes anteriores e superiores ao homem) todos queremos. As limitações do Ulisses homérico ecoam em nossos desacertos.

SUCEDÂNEOS

Sucedâneos de poderes divinos são os que imperam no Estado, na igreja, no lar, nas letras: a coroa inglesa, a mitra romana, o *pater familias*, Deasy, a literatura...

REBELDES

O Autor, o líder, o diretor depositam a responsabilidade nas mãos de subordinados. Isso aconteceu na época em que os seguidores de Marx diziam que a fábrica pertence aos operários e não ao patrão. A emergência de chefes prepotentes que arrastaram povos à ruína alarmava Joyce. Rebeldes desvairados como Stephen pululam.

RETÓRICA JORNALÍSTICA

Da retórica servem-se líderes, no presente e no passado. A retórica jornalística propõe, em lugar da persuasão, a livre circulação de ideias. Espera-se que o leitor, na tempestade de ventos desencontrados, tome a decisão adequada.

DESCENTRAMENTO

Como reunir imagens, lembranças, ideias? Romancistas do passado entregavam o comando a um narrador em terceira pessoa, porta-voz do saber onisciente. O Espírito de Hegel e a História de Marx procuram reagrupar o que se desgarrou, mas a ordem aristotélica e a luminosidade oitocentista vão pelos ares já nos romances epistolares ou em narrativas conflagradas pela inquietação interior, o descentramento age também nos lugares em que as ideias fluem na cabeça de Stephen, de Bloom ou de Molly. Ventos tomaram o lugar da autoridade, ventos e imprensa, os ventos da imprensa, posições múltiplas, o torvelinho das opiniões. Como controlar o que se escreve? Como subordinar quem escreve? O jornal, consciência volátil da comunidade, não conecta o que divulga, a eminência autoral se perde; princípio, meio e fim não há.

ÁGORA AGORA

Vento é vida, desde o sopro do Criador nas narinas de Adão. Órgão é o pulmão. O Bloom do cemitério revive nas ventanias da imprensa. O que não passa pelo jornal não acontece. A ágora

72 JOYCE ERA LOUCO?

ateniense revive na coluna impressa. Lá, o contato pessoal; aqui,
o império da escrita.

O autor some para que o texto viva. Livre de autoridade, colunas fragmentam o cotidiano: enterro, banhistas, o maior balão do mundo, casamento... Soltos, os ventos sopram para todos os lados. Não levam a Ítaca nem a outro destino. Existem por si mesmos.

TEMPO DE TEMPESTADES

Na *Odisseia*, o narrador nos persuade a tomar o partido de Ulisses, obriga-nos a crer no impossível, em ventos ensacados. Libertos da tirania autoral, solidarizamo-nos com os rebelados. Voamos na tempestade que sacode árvores, ataca monumentos, abala prédios vetustos.

LETRAS E LÍRIOS

O jornal, armazém do que merece lembrança, toma o lugar da epopeia antiga, mas, ao contrário do cantar dos bardos, a linguagem jornalística floresce como os lírios que duram um só dia. O perecível toma o lugar do eterno.

CORRERIAS E CORREIO

A estátua de Nelson não existe mais, destruída que foi em 1966 por nacionalistas destrambelhados. Mas em 1904 ela se erguia no coração de Dublin como centro da mais desenvolvida rede ferroviária da Europa. Trens elétricos disparavam com a velocidade dos ventos para regiões suburbanas ou próximas à capital. Perto do centro ferroviário, pelo correio circula a correspondência de Dublin, da Irlanda, da Inglaterra e do mundo. Barris de cerveja rolam dos armazéns às carroças. A velocidade elabora, confunde e divulga o que se renova todos os dias nas colunas dos diários.

Ventanias desencadeadas fragmentam discursos, embaralharam opiniões, cortam argumentos. A instantaneidade das manchetes contrasta a perenidade dos títulos de outrora. A incontrolada abundância da informação jornalística empurra para um passado remoto a tranquila arquitetura dos diálogos platônicos.

DA FUGA À SERVIDÃO

Nessa lufa-lufa, o agitado corretor de anúncios, Leopold Bloom, é detido pelo trabalho do tipógrafo, habituado a compor as palavras da esquerda para a direita. Seus olhos caem sobre o nome do amigo a cujo enterro acaba de assistir, lido ao avesso, *mangiD kcirtaP.* Recordações levam Bloom aos textos hebraicos recitados por seu pai, a evocações da história do seu povo, ao Egito antigo. Mas o relato (*hagadá*) da libertação do regime dos faraós não leva à liberdade. Bloom sente-se na *casa da servidão.* Como soa remota a esperança do retorno à origem, a Jerusalém! Como seria um só o Deus de um mundo fragmentado? Ao arrepio das novidades do jornal, o que se lê na mente de Bloom corre a um passado irrecuperável, morto.

MADAM AM' ADAM

(Dúvidas no outro lado do Atlântico.) A notícia é essa: *Madam, I'm Adam. And Able was I ere I saw Elba.* Vindo da terra de James Joyce, tudo é possível. Pedi socorro a um hebreu aqui presente. *Madam, I'm Adam,* o sábio me disse que se trata de um palíndromo, palavras ou expressões que você pode ler da direita para a esquerda ou da esquerda para a direita sem alterar nada. Nesse caso, *Madam, I'm Adam* fica em vernáculo: *Madam am'* Adam. A mensagem é telegráfica. Suponhamos que Madam e Adam estejam envolvidos num caso sentimental. Que outro motivo levaria o emissor a gastar tempo e dinheiro com cabograma? Inventemos

74 JOYCE ERA LOUCO?

um palíndromo em português: *Madaam am´* Adam. Madaam ama Adam? Por que não? Adam sai do ventre de Madam. Refiro-me ao som. Madam e Adam seriam a mesma pessoa? Estaríamos diante de um monólogo interior, de um conflito interior? Isso, se não queremos retornar às origens bíblicas para explorar um antigo diálogo de Adão e Eva, matéria que já passou pela mente do nosso Machado de Assis.

Os dublinenses de Joyce vivem tontos de *guinness* e de charadas. Ataquemos a segunda parte: *And Able was I ere I saw Elba.* Reconheci Elba, a ilha no Mediterrâneo em que confinaram Napoleão, depois de derrotado e capturado. Nas vizinhanças de Adão e Eva, ao lermos *Able* não dá para deixar de pensar em Abel. Abel e Napoleão estavam envolvidos em guerras: Caim guerreava Abel, o irmão, Napoleão atacou a Europa. *Able* significa *hábil.* Tanto Abel quanto Adão foram hábeis antes de caírem. A propósito, proposta de tradução: *Um hábil Ab(e)l (e)u fui antes de Elba.*

IMPERIALISMO ONTEM E HOJE

A luta do imperialismo contra o nacionalismo se universaliza. O império passou de Roma à Inglaterra, o nacionalismo vem de Israel à Irlanda. O conforto material oferecido pelos dominadores sufoca o pensamento. Soprem os ventos da divergência para revigorar a força do espírito. Pôncio Pilatos, o representante do império cloacal de Roma, não compreende o Cristo que lhe diz: meu reino não é deste mundo. Retomado o debate do primeiro capítulo, a Irlanda apresenta o prazer (*guinness*), a criação (o *Gênesis*), a arte (*Ulisses*), o reino que não é deste mundo. Na Irlanda os romanos nunca puseram os pés. A ênfase não está no fato histórico mas na resistência irlandesa que soube preservar a identidade apesar da submissão política a potências estrangeiras. Contra o materialismo romano e a fé judaica, os irlandeses cons-

truíram uma cultura poética, semelhante à dos gregos antigos.
Pode-se retornar à Grécia sem sair da ilha.

A HORDA

O pai, o chefe da horda, é representado pelo Egito antigo,
símbolo de todos os impérios, de todos os imperialismos. Também do imperialismo britânico. O império celebra o clássico,
a harmonia de oposições, a rigorosa distinção dos gêneros, a
segurança, a paz. O império escreve uma história, a história.
Oferece segurança por considerar concluídos todos os projetos. A ordem primitiva, origem da conflagração, restaura-se na
opressão imperial.

O LIBERTADOR

Moisés rompe os vínculos com o império, dá voz e nascimento a um povo. No Egito, a submissão a um grande passado, a uma
grande literatura reprimiria a emergência do novo. As tábuas da
lei representam nova lei, literatura ainda não ouvida. A insubordinação inaugura o inaudito.

Moisés, o libertador, é símbolo dos que não entram na terra
prometida. A vida se desenrola entre a segurança perdida e a plenitude a ser alcançada. Sair da terra do Egito e entrar na terra da
servidão significa não sair do lugar.

POESIA AMORDAÇADA

O pedagogo, depositário do passado, recita Virgílio, poeta do
império que promete segurança. Ócio para produzir prometem
todos os impérios. Amordaçam até a poesia. O jornal mina o império. A vida em liberdade é como o jornal que não conhece fim,
páginas que a cada manhã se renovam.

76 JOYCE ERA LOUCO?

No século XVIII, criou-se o conceito das belas-letras, a grande literatura contra as outras expressões verbais. O romance ganha prestígio no século subsequente, contra os gêneros reverenciados: (tragédia, epopeia). O gênero popular mistura níveis de linguagem, centra a ação em protagonistas vulgares, busca substância narrativa no dia a dia. Aqui, ao lado dos clássicos, surgem a reportagem, a publicidade.

ÍTACA

No espaço em que um dia reinou o Pai (o timoneiro, o aventureiro, o pensador, o romancista, o poeta) ventam notícias (assaltos, invasões, massacres, roubos, casamentos, óbitos, importações, exportações, ganhos, lucros, astros, estrelas, sucessos, dívidas, dúvidas). E Ítaca? Sumiu dos mares, dos mapas, dos ritos, dos mitos, das metas. Ítacas houve. Ítaca não há mais.

Lestrigões – Movimentos no Corpo da História

Partindo de Eólia, as naus de Ulisses, depois de uma viagem de seis dias, chegam a Lestrigônia, ainda deprimidos pelos insucessos na ilha dos ventos. Como na Lestrigônia já não se distinguem dia e noite, devemos situá-la bem ao Sul. O dia prolongado permite duas jornadas de trabalho. A cidade ergue-se próxima a um porto vistoso, de águas tão calmas que convidam a dispor as naus uma junto à outra. Só Ulisses teve o cuidado de atar a sua a uma rocha distante. Por quê? Prudência além do convencional. Duma elevação, o explorador correu os olhos por uma paisagem sem campos lavrados, sem homens no trabalho. Para se informar das características do povo, designa cautelosamente uma embaixada. Encontram uma moça que se abastecia de água numa fonte. Era bela e filha de Antífates, o rei. A donzela os conduziu ao palácio, de vistosa arquitetura. O rei, ausente, avisado pela esposa, não se fez esperar. Sem escrúpulos, abateu dois dos embaixadores para servir-se deles culinariamente preparados. Os outros dois, perseguidos na fuga, a sorte lhes foi adversa. Afundadas as embarcações ao impacto das pedras lançadas pelos lestrigões, os sobreviventes perecem fisgados como peixes. O barco de Ulisses, só este escapou. O narrador reserva à perda menos de um verso. Por que o contraste entre a economia verbal e a magnitude do episódio? As razões estão no próprio canto. Ulisses narra com vagar infortúnios, mas o que dizer se a perda insana é quase total? A economia épica se vale do silêncio. Sobre uma aventura desamparada de todos os padrões não há o que dizer.

Como na reelaboração de Joyce o canibalismo impregna o mundo, o romancista nos oferece um banquete em que se deglutem textos. Enredos remotos circulam no corpo do romance à semelhança do bolo alimentar. Gregos costumavam alimentar-se de textos gregos; com Heródoto e Platão, o Egito e o Oriente começam a despertar interesse. No início deste século, ao lado de Joyce, Oswald de Andrade festeja a antropofagia. Lacan lembra que Joyce, ao picar as frases, desarticula a língua inglesa já em *Ulisses*, processo que muda o uso do idioma, exercício do saber fazer.

O deslocamento peristáltico, que governa a digestão deste capítulo, persiste em outros, move episódios, o romance, o universo. As preocupações digestivas impõem-se como metáfora da arte narrativa. No ritmo de contrações e dilações, o relato avança à maneira do bolo alimentar no conduto intestinal. Inquietações históricas (os descobrimentos, as migrações, as convulsões sociais, as guerras) nos excedem. Ainda que nos declaremos subjetivamente livres, não determinamos acontecimentos. Movimentamo-nos dentro de um corpo. A história, discutida no segundo capítulo, adquire sentido orgânico. O esôfago, via dos alimentos da boca ao estômago, simboliza a digestão. Como resistir ao determinismo que atua no universo? Somos corpos transformados e empurrados, a palavra molda e é moldada. "Lestrigões" amplia reflexões de "Éolo".

Poderes agem no corpo da história, os pontos que separam palavras (*Deus. Salve. Nosso. – God. Save. Our.*) simbolizam contrações. Trabalho peristáltico corta o período. O rei dos lestrigões devorava, o rei da Inglaterra se alimenta e é triturado. Como salvar o rei no corpo da história? Deglutido é o corpo de Deus na eucaristia. Tópicos da transformação: Rudy, o rei, Bloom, Dignam. Transubstanciados pela vida, alimentamo-nos das lembranças do que foi, do que fomos (*Eu disse Eu*). A digestão materializa o dilaceramento da instância autoral e do discurso opressor. Triturar para absorver recorda o raciocínio da horda primitiva.

Abordado por um adepto da metodista Associação Cristã de Moços, Bloom dirige-se ao rio. Passando os olhos pelo panfleto (*throwaway*) que lhe foi oferecido, dá com a pergunta: Estás salvo? (*Are you saved?*). Bloom incorpora o texto que o acaso lhe depositou nas mãos. As palavras o invadem, Bloom as tritura, digere, transforma. Banalidades de jornais, revistas ou panfletos são o pão nosso de cada dia. Não há salvação possível para impelidos no corpo da história. Bloom interpreta o sangue do cordeiro de que fala o panfleto como o fluir da corrente vital que nos anima desde a origem. Ocorre-lhe o sacrifício humano praticado pelos druidas. Sangue liga as gerações, assim entra Deus na história, observa Lacan. O escrito tem o destino de todos as substâncias que atravessam o corpo. Nada é feito para durar. O panfleto, transformado em bolo, é devolvido à vida nas águas do rio Liffey. Num gesto de solidariedade, Bloom alimenta as gaivotas. Protagonista e albatroz se irmanam na fome.

O episódio introduzido com iguarias deriva para uma conversa de coração a coração (monólogo interior):

Heart to heart talks
Bloo...Me? No
Blood of the Lamb.

As três linhas organizam-se como um haicai. Na segunda, o nome de Bloom se transforma no verbo *to bloome*, florescer. Pergunta: o Eu (*Me)* surgiu como flor de florescência natural? A resposta é negativa. Bloom se identifica antes com o sangue do Cordeiro, o Cristo pregado na cruz, a morte. A palavra que se fez carne, e a carne que se faz palavra circulam, vida de todos. O sangue do Cordeiro, símbolo da vida e da morte, é bebido na eucaristia, o rim, levado ao fogo pela manhã evoca o sacrifício. Sangue corre no nascimento, no desvirginamento, no martírio, na guerra. Vinho se transubstancia em sangue; o sangue do Cordeiro, transubstanciado em palavra, flui por continentes e séculos. O sangue de Cristo e o de Bloom florescem na fala que impregna o dizer dos que leem e ouvem.

Primeiro sacrificavam-se homens. Israel substituiu o sacrifício humano pelo sacrifício animal. Um cordeiro, no monte Moriá, toma o lugar de Isaque votado ao sacrifício. Prometeu sacrifica e ludibria para que homens vivam. Se declararmos o haicai intraduzível, ele nos tritura. Repitamos o gesto de Bloom, lancemo-lo no rio da língua portuguesa para abrigá-lo em nosso corpo:

De cor ação a cor ação correm falas
BloomEu floresc Eu? Não
Corre o sangue do Cor deiro.

Unimos, na tradução, *cor* (coração) e *correr* (fluir). A ação do músculo (contração e dilação) anima o corpo individual e social.

80 JOYCE ERA LOUCO?

Bloom não floresce por determinação biológica. O Bloom que se transubstanciou em palavra assumiu existência verbal. Ele é a vida do texto e dos que assimilam o texto. O sangue do cordeiro é o rio textual, redenção de imperativos naturais em que Bloom navega. Em questão está o princípio de identidade. Pode-se dizer que eu é igual a eu, se o tempo os transforma? O eu não age apenas nos grandes lapsos cronológicos. O tempo não pára. Estando imerso no fluxo temporal, posso dizer que eu sou igual a eu? O eu que profiro agora (outro) está longe do eu idealizado (Outro). Como o bolo alimentar, atravessamos organismos, alimentamos e somos transformados. Comprometido o princípio de identidade, o eu que produzo, vejo e lanço no discurso e decurso do tempo, é triturado, digerido e transformado na cadeia das significações.

Não há mãos que detenham o tempo, irreversível, transformador. O fluir da consciência arrasta os incidentes da vida. Na *Odisseia*, a ação do homem é um contínuo diálogo entre a vontade dos deuses e a ação dos homens. A vontade dos deuses impede que o mundo retombe no caos, anterior à fala, real. Já não há deuses para conter ventos enraivecidos. O ciclismo e o sangue verbalizado unidos explicam nossa passagem pelo mundo. Bloom entende o mundo como um corpo em que entramos e saímos à maneira do bolo alimentar. Tendo perdido contato com sua terra de origem e insuficientemente integrado na terra de adoção, Bloom odeia essa hora que lhe realça a condição marginal. Não sendo nem frio nem quente, a exemplo de muitos filiados à igreja da Laodiceia, Bloom sente-se duplamente excluído.

Ao lhe contarem na rua que uma conhecida, Mina Purefoy, está na maternidade já há três dias em trabalhos de parto, lembra-se de Molly que teve os filhos sem dificuldade. Retornam as reflexões sobre a materialidade da vida, iniciada na discussão de Stephen e Mulligan. Como libertar-se de leis férreas, como haver-

-se com grilhões da morte? – questões de quem passa pela vida empurrado como bolo alimentar. Da morte de Dignam, passa-se à morte de Bloom. Não vai nisso ideia pessimista, o movimento rítmico que das entranhas envia à morte, age também desde o útero até o momento em que o feto é lançado ao mundo. O homem não é reflexo do Homem como na filosofia platônica. Vistos por muitos olhos, somos deglutidos e reconstituídos em outros corpos. Homens furiosos (*angry*) são homens famintos (*hungry*).

Enojado com o modo animalesco com que os dublinenses comiam nos bares e restaurantes, Bloom se limita a um sanduíche de queijo e um cálice de Borgonha. A evocação do rival vem associado ao alimento picante, a mostarda. Comer e ser comido provoca associações lúbricas. O encontro de Molly com o empresário está marcado para as quatro horas. O tempo rola impiedosamente. Bloom aguarda o momento como um animal destinado ao sacrifício. As horas empurram peristálticas os acontecimentos no conduto cronológico. Já em Agostinho, o tempo nasce da espera.

Lixo alimenta as ostras que alimentam o homem. Desde a antiguidade, o homem frágil procura alimento perecível. Deuses alimentam-se de iguarias imortais ou dispensam alimento. Os manjares perecíveis com efeito afrodisíaco determinam a perecibilidade do sexo. Perecível é o afeto que inflamava outrora. O rival de Bloom frequenta a mesma peixaria por onde passou Bloom. Não se iluda o amante de Molly com a permanência do afeto.

A indústria e a arte literária são capítulos da culinária, diabólica porque nela o que é da natureza passa ao domínio do homem, ato de rebeldia, inflama apetites. O Problema já não é ser ou não ser como ainda em Shakespeare. Tratando-se de comer ou ser comido, a ordem é de matar (*Eat or to be eaten. Kill! Kill!*). Mesmo eternos, quando descem à história circulam.

O tempo devora os acontecimentos e os digere. Bloom lembra-se de Molly quando jovem e conclui que era mais feliz então. Esse *mais* não inquietava Bloom quando eram vivos os acontecimentos rememorados. Na mente de Bloom objetos sobrevoam buracos de experiências perdidas: narcóticos, arte. Quem construiu o universo (*world*), quem construiu o *univerbo* (*word*)? A literatura dos nefelibatas deixa o mundo no desleixo como meias enrugadas, realistas locomovem-se num mundo despoetizado. O *univerbo* sustenta o universo. Rodas rodam em rodas (*Wheels within wheels*). Ou sou Eu agora Eu?, pergunta Bloom. No universo verbal, o Eu de outrora é outro Eu agora.

Cila e Caribde – Procura-se um Filho

Circe revelou a Ulisses na *Odisseia* que Cila, um monstro, desceria com seis cabeças sobre a nau. Afastando-se dela, o navegador se aproximaria de Caribde, portento que absorve e expele as águas do mar. A escolha de perigos é da responsabilidade do aventureiro, perdas serão inevitáveis. A biblioteca é zona de alto risco, livros ameaçam certezas. Só frequentadores hábeis saem incólumes.

As paredes revestidas de lombadas recebem Stephen como os muros do templo de Apolo, o deus dos mistérios. Erínias atormentavam Orestes, executor de ato ambíguo, enigmas atormentam Stephen, um e outro fogem do espectro da mãe, ambos buscam o saber para desvendar segredos vitais. O bibliotecário, responsável pela ordem, lembra o romance *Wilhem Meister* de Goethe no qual a formação continuada substitui o ideal renascentista do modelo pronto, perene. Caminhos pedregosos dificultam a marcha de quem busca. Na biblioteca, inabarcável, escolhas se impõem. Contra pretensões de saber abrangente, alastra-se a competência em domínios restritos. Ambições totalizantes cedem espaço ao saber fragmentado. Ensaios, em lugar de tratados, florescem na época de Goethe, Joyce faz da biblioteca ambiente de exercícios dialéticos, de buscas.

Wilhelm Meister, símbolo ficcional do pensador inquieto, ao traduzir *Hamlet*, teceu considerações sobre o herói. Na opinião dele, o príncipe assombrado pela aparição do rei morto, é uma alma pura, oprimida por carga que ultrapassa em muito suas energias. Exprime-se o próprio Goethe na fala de Meister sobre a tragédia shakespeariana? Nessa hipótese, argumenta John Eglinton, Goethe, um grande poeta, escreve sobre outro grande poeta, Shakespeare. A ambição do bibliotecário, atingir a vida real, esbarra em obras literárias, inúmeras, contraditórias. Vivemos numa borgiana biblioteca de Babel. O bibliotecário orienta o trânsito num entrecruzamento de textos. Quando fala, cita. No espaço aberto entre um volume e outro espia o olhar ameaçador do real sem sentido.

Hesitante, dilacerado por dúvidas, Stephen é um jovem da linhagem de Meister, de Hamlet, perdidos em labirintos teóricos. A arte já não imita a natureza como ainda aristotelicamente se pensava na renascença. A formação sem fim substitui o ideal antigo de uma sólida bagagem clássica, pesadelo de que Stephen procura libertar-se. Qual é a relação entre a arte e a vida? Eis a questão! A exemplo do que acontece nos diálogos platônicos, a fala caracteriza as personagens. A dialética, arte exercida pelo cérebro, atravessa discursos, nela embarcam os que se movimentam no mar das folhas impressas.

Os discursos e o fluir da consciência se adensam na corrente de fragmentos textuais: frases, títulos, palavras. A diferença entre pai e filho desaparece. O timão da nau que atravessa o estreito de Cila e Caribde está nas mãos inexperientes de Stephen, herói em formação, construtor de si mesmo. Leitores, sentimo-nos como os

84   JOYCE ERA LOUCO?

magistrados faltosos condenados a labutar num pegajoso lago de betume nas profundezas do "Inferno" de Dante.

A que distância estamos da morte? A quinze minutos, como na passagem de uma obra literária recordada por Stephen? Qualquer extensão de tempo que indicarmos soará como não-senso a escancarar a iminência do fim. A cada instante, o eu biológico se transforma em eu verbalizado, somos personagens a perambular por caminhos textuais como semblantes que se levantam ante os olhares de Virgílio nos lugares misteriosos produzidos pela mente imaginosa de Dante.

Stephen, afrontado por Buck Mulligan na torre, define sua posição na biblioteca. Este é seu terreno: debate, jogo de conceitos, dialética. Aí pontifica o intelectual. Stephen, mártir ele foi na torre, Dedalus, inventor, ele é agora. Pronuncia-se contra o materialismo dogmático de Buck Mulligan e contra o platonismo de Russell para quem a arte tem que revelar-se em ideias, sabedoria perene.

Mallarmé é decadente? Ainda que limitado, é nele que a arte se regenera. Não se indague pelo Cristo histórico, não se procure restaurar o fundamento real de Hamlet, não se reinstaurem tampouco as essências platônicas. Nosso inferno é dantesco, movemo-nos entre sombras. Só há fantasmas. Como libertar-se, sem eles, do pesadelo da história? O Hamlet mallarmaico, corpo só textual, passeia, lendo-se a si mesmo, observa Russell. A poesia se faz com palavras ou com ideias? A segunda hipótese, platônica, sustentada por Russell, degrada palavras a instrumentos. Na posição antiplatônica de Stephen, palavras opacas fundamentam o universo literário. A escrita, instalada no centro, requer o comando. Palavras não desvelam objetos. A fala é feita de pedaços de outras falas. Os objetos estão na categoria dos soldados de Ulisses devorados por monstros. Restam nomes de seres que já não são.

Retomando reflexões que lhe provocou um sinal de nascença no corpo de um aluno, Stephen evoca a mortalha tecida pelas mãos laboriosas de Penélope, símbolo da construção literária. A identidade não passa de um sinal. O conteúdo é móvel, perecível, histórico. Em lugar de substâncias fixas, a produção. Como Antístenes na antiguidade, Joyce tira a formosura da Helena sempre bela e a atribui à pobre Penélope, macerada pelo abandono, pela espera, pelos muitos cuidados. Somos obra dos textos que escrevemos. Stephen, por rejeitar a concepção platônica do belo, sente-se poeta expulso da República. Para que a eternidade brilhe no momento que passa, Stephen deverá recriar a poesia longe do essencialismo, longe das academias.

Por que Shakespeare, tendo perdido Hamnet, não gerou outro filho carnal? O dramaturgo foi traído por Ann, sua mulher, essa é a resposta. *Se outros são willitivos, Ann tem uma wia* (*If others have their will Ann has a way*). Sobreponha-se a *will* William Shakespeare, acolhido em *willitivos*, neologismo construído sobre *volitivos*. Outros, que não William Shakespeare, solicitaram os favores de Ann, e ela enveredou por essa *wia*.

A arte se faz de perdas. Parece ouvirmos as palavras conclusivas de Brás Cubas: "Não tive filhos, não transmiti a nenhuma criatura o legado de minhas misérias". Tanto o tragedista inglês quanto o romancista brasileiro, na ausência de descendente, geram obras literárias. Perdedor foi Ulisses, o cantor de seus próprios infortúnios na ilha dos feáceos. O Shakespeare traído extrai sem participação feminina um filho de sua mente. Da cabeça de Zeus nasce Palas Atena, da imaginação de Shakespeare, um tição evanescente, nasce *Hamlet*. A produção literária deve ser entendida como uma propriedade mística, uma sucessão apostólica, do só gerador ao só gerado, de significante a significante.

A teorização de Stephen sobre Shakespeare bate na resistência do bibliotecário, convicto de que Shakespeare é Hamlet. Stephen, contornando indagações que atormentam eruditos, não pergunta se o tragedista existiu ou não, se escreveu ou não as peças que lhe são atribuídas. Quer saber quem é Shakespeare a partir das tragédias que deixou. De pai de peças teatrais, Shakespeare passa a filho do que escreveu. A obra literária mata o autor. O golpe parricida é este.

Shakespeare teve um filho chamado Hamnet, argumenta Dedalus. Morrendo o filho, para compensar a perda, Skakespeare escreveu *Hamlet*. A relação do autor com a peça é a do fantasma com o filho. O pai de Hamlet não está no céu, está no purgatório, lugar de passagem. É uma sombra que fala à sombra do filho. Hamlet, uma sombra, surge como substituto do filho carnal. Quem vive é *Hamlet*. Shakespeare, o autor da peça, não é mais do que um ator a ser substituído por outros. O processo acontece em círculo: o autor produz a obra e a obra produz o autor. Shakespeare, autor e ator, não passa de sombra, a instância autoral está reduzida a isso. Sombra é o ausente, é alguém que, morto, se diluiu no impalpável. O ser nasce do nada, a sombra gera a vida. Pela mente de Stephen passam recordações teosóficas, espiritualidade sem forma que se concretiza em formas. Cristo, a vida, a palavra que sofre em nós, é o mágico da beleza, o verbo que se faz carne. Assim é o autor do teatro shakespeariano. Stephen é a sombra que gera sombras. O filho gera-se a si mesmo, para retomar controvérsias sobre a trindade, vem ao mundo para sofrer, morrer e redimir. Sombras atravessam a mente de Stephen, alusões a obras literárias, abundantes como os rios no oitavo capítulo do *Finnegans Wake*.

Stephen recorda dívidas passadas. Foram saldadas? Mas qual é a relação do eu de agora com os muitos eus da vida pregressa? O eu atual será uma enteléquia aristotélica, a atualização de potencialidades, de sombras, sombras de sombras? Eu, Eu e Eu. Eu (*I, I and I. I*). O Eu remoto é visto progressivamente em três momentos. Mas entre a série pregressa de Eus e o último Eu há uma contração peristáltica assinalada por um ponto. Se devemos entre diversos Eus shakespearianos imaginar reconciliação, esta não se poderia realizar, argumenta Stephen, sem antes ter havido ruptura. O aristotelismo desessencializa-se na reelaboração de Joyce. A dialética socrática platônica atravessa corpos, corpos que são sombras.

Como poderia Stephen livrar-se da sombra da mãe sem transformá-la em arte? Stephen, o artista, é uma sombra que de sombras faz arte.

Uma personagem, o Dr. Sigerson, argumenta que a épica nacional irlandesa ainda terá que ser escrita. O romance *Ulisses* deverá suprir a falta, uma epopeia feita de sombras, cujos protagonistas erram pelas ruas de Dublin assim como Don Quixote e Sancho Pança percorrem os caminhos da Espanha.

Bloom, o judeu errante, é percebido por Mulligan ao final do capítulo a devorar com os olhos Stephen, o artista. Não passem despercebidas as sobreposições. Bloom, que perdeu Rudy, que é traído por Molly, aproxima-se de Shakespeare, que perdeu Hamnet, que é traído por Ann. Shakespeare supre a perda, produzindo *Hamlet*. A literatura, nada, nasce de ausências, do não ser. Bloom procura preencher o vazio com a adoção de um artista, o que há de vir, o que vem, o que está vindo. Stephen, uma das personificações de Joyce, constrói *Ulisses* com as sombras de sua vida. A biblioteca é o templo dos semblantes.

Laud aos deuses
E levem os fumos espiralados nossos suspiros às narinas divinas
De nossos altares abençoados.

88 JOYCE ERA LOUCO?

Estes versos de encerramento resumem o capítulo. O fumo de nossos altares (semblantes) louva sombras divinas, criadoras. Nos períodos em que o disforme se organiza canta o poder universal. Os ventos que deflagram tempestades na imprensa não são detidos pelas paredes da biblioteca. Argumentos chocam-se, recuam repelidos e retornam armados. O simbólico balouça sacudido por ondas inquietas. Tremem as mãos de timoneiros. Comando já não há. À biblioteca, por mais abrangente que seja, faltam tratados, as repostas estariam nas obras que ainda não se escreveram? O debate avança trôpego, lacunoso. Eloquente é o silêncio, enfáticos falam vazios.

Os Rochedos Errantes – O Labirinto Urbano

Salvos de elucubrações livrescas, voltamos a pisar terra firme, o emaranhado das ruas de Dublin. A cartografia não obedece à bibliografia.

Circe revelou a Ulisses que a colisão dos Rochedos Errantes impossibilitaria travessia. Jasão, herói de Apolônio Ródio, venceu a dificuldade e os rochedos se fixaram. Isso aconteceu mais tarde. Ulisses evita-os, razão porque o episódio não aparece na *Odisseia*. O mito evoca o mundo em formação. O capítulo de agora, construído sobre o salmo cento e dezenove – de vinte e duas seções, correspondentes aos vinte e dois caracteres do alfabeto hebraico – é dividido em dezoito unidades, miniatura do romance de dezoito capítulos. O capítulo contempla o presente com lembranças da Bíblia e da mitologia grega.

Será viável ordenar, tendo a Bíblia ou a *Odisseia* por norte, episódios que desde "Éolo" se dilaceram? Em Israel, o Livro Sagrado, fundamento da vida individual e coletiva, construía a unidade do mundo, determinava a felicidade e a infelicidade, a virtude e o vício, a verdade e a mentira. Na Grécia, a literatura épica, embora não alcançasse tais prerrogativas, contribuiu para legitimar a unidade grega, a ação, a família, a lealdade, o desejo de conhecer. Joyce assume diante do livro uma ação dúplice: evocação e paródia. Desamparado de autoridade centralizadora, o leitor de *Ulisses* é agitado pelos ventos de perspectivas divergentes. Sacerdotes e governantes desfilam como florescência da paisagem, não como dirigentes da orquestra. A narrativa, desnorteante, avança aos solavancos, truncada. Personagens em vias cruzadas colidem. Estrangeiro na terra como o salmista, o narrador oscila. Não há como escapar do embate. A recomendação heraclitiana de que os cidadãos lutem pelas leis como pelas muralhas mostra-se inútil numa metrópole em que mandam opressores.

Em "Superior", à testa deste capítulo, ecoa "Sobranceiro", palavra que abre romance. O padre John Conmee S. J., personagem tirada dos anais da cidade, viveu de 1847 a 1910. Nomeado Provincial dos jesuítas da Irlanda em 1905, foi Superior na Igreja São Francisco Xavier. Conmee é superior a quê? "Superior" não é mais que título. Sem refletir na lei de Deus, o padre move-se num espaço que lhe é familiar e alheio. Que sentido tem seus favores? Em lugar da ajuda material a um veterano de guerra mutilado, a bênção. Mais significativa foi a bênção de Mulligan, paródia das palavras rituais de um sacerdote pagão. Os passos profissionais do sacerdote ritmam a paródia. O Patrick Dignam, objeto dos cuidados do padre, é filho do Dignam recentemente acidentado, morto e enterrado. Em causa está uma bolsa de estudos para o órfão. Patrick poderia frequentar um colégio de que o padre Swan é diretor. O nome Dignam sugere-lhe palavras rituais da eucaristia: "É verdadeiramente digno (*dignum*) e justo"... A correspondência entre *dignum* e Dignam não é mais que material. A linguagem litúrgica desce profanizada ao cotidiano. A religiosidade do sa-

90 JOYCE ERA LOUCO?

cerdote reduz-se a obrigações práticas, administrativas: além da bolsa de estudos, uma carta dirigida a um católico praticante, útil na missão de angariar fundos. Em lugar de Deus, o relógio. O tempo medido norteia a vida do padre. Ideias passam-lhe pela cabeça, desconexas como os episódios. O padre abençoa um casal que sai de uma sebe com a mesma indiferença que lhe mereceu o inválido momentos antes. Voltando à Escritura, lê o versículo 161 do Salmo 119: "Príncipes me perseguem sem motivo, meu coração teme as tuas palavras". Ou no latim da *Vulgata*, citado pelo narrador: "*Sin: Principes persecuti sunt me gratis: et a verbis tuis formidavit cor meum*". A distância entre a palavra sagrada e a experiência dos namorados é flagrante. O movimento dos parágrafos marcam o ritmo da marcha a Artane, um bairro. Nos passos do padre, a cidade se desvenda concreta, contraditória, exterior e interiormente o *logos* se rompeu.

Observações fraturadas refletem as fraturas do capítulo em apreço.

Em oposição a Corny Kelleher, às voltas com seu comércio de caixões, um braço generoso – o de Molly – atira uma moeda a um mendigo na rua Eccles.

Do mesmo braço generoso, caracterizado agora como fornido, luzidiu, nu – adulterino? – cai uma moeda aos pés do marinheiro perneta que momentos antes não obteve de Comnee mais que a bênção.

Irmãs de Stephen, em extrema penúria, tentam, em vão, converter livros do intelectual em dinheiro. Doody, uma delas, queixa-se do pai relapso parodiando o Pai-nosso: "Pai nosso que não estás nos céus". O pai que não está no céu tampouco está em casa. Não se espere dele o pão de cada dia. A sopa de ervilha vem de um ato de caridade. A família Dedalus, fragmentada, está à beira da mendicância. Não buscam amparo no trabalho. A esperança roga o milagre, Elias.

Blazes Boylan, ostentando folgança econômica, compra frutas não para um inválido, como alega, mas destinadas ao braço que generosamente respondeu, há pouco, aos rogos de um inválido. Enquanto efetua a compra, interessa-se don-juanescamente pelos segredos que esconde a roupa da atendente.

Um turista italiano lamenta o desleixo de Stephen, poderia cultivar a voz, fonte de dinheiro. A displicência de Stephen espanta gente séria, nacionais ou estrangeiros.

Miss Dune, a secretária de Blazes Boylan, embevecida por literatura de conflitos sentimentais, pensa em distrações, findo o expediente.

Pela vetusta abadia de Santa Maria, alcança-se o passado de Dublin. Ela foi sucessivamente palco de rebeliões, transações bancárias, cultos judaicos. Recupera-se assim uma fatia da história da cidade construída sobre ruínas. O mergulho em outros tempos não melhora a compreensão da complexidade presente.

Entre apostas em corrida de cavalos, a vida de Bloom e de Molly passa pela boca de dois cidadãos que perambulam sem rumo pelas ruas de Dublin. Enquanto Molly é recordada na companhia de um cavalheiro numa carruagem em noite festiva, evoca-se Bloom perdido no mundo das estrelas. O sonho pensa feridas causadas por suspeitas.

Maria Monk chega a Nova Iorque (1835) e denuncia irregularidades num mosteiro de Montreal. De *As Terríveis Revelações de Maria Monk*, foram vendidos 200 000 exemplares. A prova de que as denúncias eram falsas não afetou a popularidade do livro. A *Obra-prima* de Aristóteles apareceu em 1694; falsamente atribuído ao pensador grego, descreve doenças femininas. Essa é a literatura que ocupa a mente de Bloom, atribulado por conflitos conjugais. A fantasia é lenitivo de sofrimento.

Com a morte da mãe, a família Dedalus se dispersa no labirinto das ruas. A filha Dilly importuna Simon por dinheiro, arranjado ao acaso. Tanto na competição ciclística como na familiar vence o mais hábil.

Dublin, vista pelos olhos de um simpatizante do regime britânico, é uma cidade tranquila. As irregularidades ocorrem longe, em Nova Iorque, onde a explosão de um barco, por incúria das autoridades, mata mil pessoas. Como abonar os que sonham com vida melhor na América? A decapitação de um rebelde irlandês, cujo sangue é lambido pelos cães, não o comove. Os milhares que morrem em defesa da pátria recebem, na opinião dele, castigo proporcional a seus crimes. Lamenta ter perdido o espetáculo da passagem de uma autoridade britânica.

Aos olhos de Stephen, na vitrine revestida de teia, aparecem gemas produzidas pela Terra carcomida. Tanto a mãe do jovem como a mãe Terra, enfermas, originam preciosidades. Da morte floresce a vida. Sem o universo esfriar, nós não seríamos. Os animais, por não conhecerem a morte, permanecem no lugar em que a natureza os aprisionou. Ao despertar para a morte, o homem cria: casas, túmulos, obras de arte – para realizar o impossível, deter a marcha ao aniquilamento. Teias, pó..., sinais da morte. O tempo modifica, cria. Mesmo sofistas como Antístenes arrancam imagens da terra sepulcral.

Moisés teria escrito cinco livros, os do Pentateuco. A cabala propagou outra versão: o que temos na Bíblia são os livros de Moisés, o legislador; faltam os livros de Moisés, o mágico do Egito. Acrescidos aos primeiros, a relação sobe a nove ou dez. Páginas esfrangalhadas geram à maneira da terra carcomida.

Maggy, a irmã de Stephen, tangida pela miséria, troca livros por dinheiro para adquirir alimentos. Corpos nutridos produzem livros, assim a miséria regenera a vida.

O padre Cowly, perseguido pelo credor, lembra Lobengula, régulo africano explorado pelos ingleses e Lynchenhaun, irlandês sentenciado que ludibriou a vigilância policial. A Irlanda, entre a agressão e a resistência, reflete-se nos miúdos conflitos do padre, semelhantes aos do leigo Simon Dedalus.

Enquanto irlandeses fazem circular uma lista para auxiliar a viúva Dignam, enquanto nacionalistas discutem a restauração da língua irlandesa, passa triunfal a cavalgada dos dominadores britânicos.

A literatura que orienta deu lugar ao desnorteante teatro de Shakespeare, reprovado por Mulligan. O sacerdote da saúde advoga a preservação de padrões consagrados, evoca Swiburne: a liberdade sensorial dos gregos contra a dogmática opressão cristã. Stephen opta por Shakespeare, o conflito, a loucura.

Haines lhe atribui a "ideia fixa" da falta de princípios éticos. *Idée fixe* é uma expressão que foi introduzida pelo psicólogo francês Théobule Ribot in *Les maladies de la personalité* (1885). Tinha a ideia fixa como dominante, convergência das demais. A lucidez rebelde de Stephen é entendida como doentia por mentes conservadoras.

94 JOYCE ERA LOUCO?

Ecos da discussão de Édipo com Tirésias, a visão dos cegos devassam regiões interditadas a sectários dotados de visão.

Patrick Dignam é um menino que se demora na rua para fugir da chatice de conviver com as senhoras que o acolheram. A morte do pai não o comove. *Esse sou eu de luto.*

A cavalgada do vice-rei concentra os olhares de todos: Simon Dedalus, Buck Mulligan, Haines, Dilly Dedalus, Blazes Boylan, Patrick Dignam... O império anula diferenças. A igreja romana e a coroa britânica, rochedos, trituram os dublinenses. O cotidiano apaga o brilho do espetáculo. Boylan oferece galantemente a três senhoras a saudação negada ao vice-rei. Os olhos de Dilly retornam aos elementos de francês. A atenção de Pernell volta ao tabuleiro de xadrez.

Qual é o vínculo entre um acontecimento e outro? Em lugar da unidade, pedaços. O narrador não tece a narrativa como outrora, os acontecimentos do dia a dia desfilam desconexos como as notícias de jornal. O sagrado se profanizou. A autoridade imperial desfila desinteressada de solicitações dos súditos. O exercício intelectual, praticado em lugar sagrado (a biblioteca), não socorre a cidade fragmentada. Dublin é um pesadelo de que Stephen Dedalus tenta despertar.

As Sereias – Na Fuga Musical

O risco não termina na biblioteca, todo discurso avança perigoso. Quando é autoritário, quando provoca o silêncio, mata como a sombra da mãe. Na fuga musical, os temas retornam renovados em outras vozes ou na mesma, repelem, perseguem entrelaçam--se, fogem em sequências sedutoras. O tema apresentado por uns e retomado por outros conduz o cânone. Elaborada por Bach, renovada por Beethoven, reavivada por Mendelsohn, Saint Saëns, Franck, Bartók, Stravinski, a fuga congrega nomes, personagens, sonoridades em "As Sereias", busca angustiante de paragens longínquas. Bronze e ouro de pratos estrondosos abrem o capítulo. Ecos da abertura de sonoridade musical:

Com bronze, com ouro, num verdeoceano de sombra. Bloom. Velho Bloom.
Um pinote, um piparote, com carraca, com coco.
Orai por ele! Orai, boa gente!
Os gotosos dedos anuindo.
Big Benaben. Big Benaben. Benben.
A rosa de Castela? Deixou Bloom, soluçante e só.

Bronze e ouro reverberam na cor do cabelo das garçonetes, repercutem na florescência de Bloom, no verde de uma sombra que assombra. Bronze e ouro evocam os metais dos poemas homéricos, os combates e a riqueza, o masculino e o feminino, Ares matrimoniado com Afrodite. Brônzea é a armadura dos guerreiros, áureas são as sandálias das deusas. A fuga retorce o bronze e o ouro em configurações sem fim. E há a rosa de Castela, Molly, cantora, e há Marta, um sonho, evocada por uma personagem de opereta, ambas não saem da lembrança de Bloom. O *benben* de sinos desperta a imagem de Rudy, o filho (*ben*), há tantos anos morto. Triunfa o concerto dos significantes na produção de significações. Já não há para onde ir, já não há verdades para desvendar, fluem palavras fraturadas, reduzidas a som, semblantes. O capítulo absorve no canto as sequências do romance, concentra acordes e os difunde.

Joyce nos devolve às origens. Antes de a palavra inaugural iluminar céus e terra, no vazio vibravam sons. Assim pensava Pitágoras, assim verificam físicos de agora. O romancista quebra palavras e frases como posteriormente fará em *Finnegans Wake*. A fuga *per canonem* foge, na verdade, de cânones e anuncia a música serial. Joyce, o prosador que sabe fazer, desfaz para refazer. No fundo vigora o real, o sem sentido. Entre o silêncio e a palavra, abre-se o mar da música. O saber buscado nas promessas do canto das Sereias arruína incautos. Em lugar de buscar entender, o ficcionista, escolado por Mallarmé, nos convida a ouvir.

As Sereias homéricas prometem a rememoração do que foi, a ciência do que é e a antecipação do que será. A promessa se cumpre no conteúdo das palavras, brilha na elaboração musical. Bloom fez-se cor, fez-se florescência, fez-se som, fez-se escrita. Não se trata de comparar Bloom com o referente, Bloom vem no movimento de expressões sonoras. Reduzido a nome, o errante navega em palavras. Sons geram sons, palavras geram palavras: *bloomflórea, bloomfloração, bloomcanção*. Bloom se desdobra em dois. Ao lado do corretor de anúncios, soa o Bloom devorado pelas Sereias e transformado em ópera. O corpo verbal repele consistência de pedra. Bloom sofredor, preso ao mastro, o cotidiano, ouve as floridas peripécias do Bloom transubstanciado em som. Aos ouvidos do herói, o canto letal das Sereias arrebata o canto revigorante das Musas. Evoluções melódicas o dilaceram entre as árias de Marta e de Molly. Bloom vive no amor, vive na música. Se a realidade o fere, ele se abriga. A Marta sonora não protesta, não trai, floresce, verdadeira, intocável, eterna. Quem é o narrador? O movimento navega no compasso. O fluir da consciência serpeia nas ondas da fuga. Bloom não é só ouvidos, é narinas, é olhos, é tato. O corpo de Bloom é uma sinestésica sala de concerto em que os estilhaços que abrem o capítulo lutam por harmonia.

Quando os dublinenses saem ou pensam sair da cidade imaginam-se mais próximos da natureza. As garçonetes veraneiam numa praia de clichês. Bloom lembra uma visita às cataratas de Poulaphouca, a mais vezeira das excursões turísticas. Simon Dedalus sonha com as montanhas de Mourne, a cinquenta milhas. Sons e imagens configuram o Éden. Paraísos terrestres se desfazem e se refazem na fuga. Como olhar para trás e não morrer? No canto a vida se renova. Toda imobilidade é morte. O canto que nos devora irrompe no lugar em que estamos. O bar Ormond é, para dublinenses, a ilha das sereias, lugar em que convergem muitos e perecem ilusões. Rápida como a fulguração celeste, passa a carruagem real, a mesma do capítulo anterior, na qual Miss Douce e Miss Kennedy, garçonetes, sentem no corpo delas o olhar incendiado de um cavalheiro. O olhar absorto desprende dos fatos, da história – pesadelo de que Stephen busca se libertar. Libertos navegam no balouço inventivo da fuga. A carruagem evoca a nau de Ulisses.

Bloom, navegando pela cidade como Ulisses pelo mar, ao despertar do fascínio, sabe que o sorriso da balconista não dura mais que um instante. E há Molly, a cantora, sua mulher (Calipso, Penélope e Sereia), que às quatro horas aguarda a visita de Boylan, Marco Antônio atraído por Cleópatra, Molly, rainha do canto. Apetrechado, Bloom esboça mensagem a Marta, sereia eleita para livrar-se de outra, sua mulher. Escreve, não cessa de escrever, para não morrer. Ao ouvir na voz de Simon Dedalus, pai de Stephen, trechos da ópera *Marta,* a música devora a escrita. Na mente de Bloom, o nome do cantor e o seu (Leopold) viram um nome só: Siopold! Aplausos a Simon: "Bravo! Clapclap" Aplausos a Siopold: "Clapclipclap".

A imagem de Marta não é suficiente para vencer o fascínio que vem de sua casa invadida. Quatro horas... O tempo medido e o espontâneo fluir da consciência contraponteiam. Que a hora cerque a reconstituição imaginária, que o incidente não amargure

98   JOYCE ERA LOUCO?

a existência inteira, que não o destrua! O tempo cronometrado organiza a vida, evita caóticas colisões, empurra como a fatalidade. Bloom sente-se exilado. Que ocupações poderiam aliviar a dor? Experimenta abalado o mastro (o lar). Os ventos da dúvida obscurecem o roteiro de Bloom. Quatro horas! Aflição devastadora. *Voyeur*, a visão do encontro o atormenta e o delicia. Molly e Boylan frequentam o olhar enciumado. Não é só a história que pesa como um pesadelo, a vida é um *pesadédalo* como se dirá em *Finnegans Wake*. O narrador, contornando o que se passa na Rua Eccles, privilegia as imagens geradas na mente de Bloom. Imagens insistem com a fragrância de pele perfumada, com formas que deslizam no espelho, borbulha o prazer da torturante, o rolar das rodas do carro do amante: *steelyrining*. Incidentes significam quando ressoam em mentes angustiadas.

Pessoas amarram-se umas às outras, Julieta amarrou-se a Romeu, Molly amarrou-se a Boylan. Que mastros são esses? Os laços redimem? Um dia a chama se extinguirá, então Molly flutuará perdida, reflete Bloom: *proinfernopraforadavida*. O tempo da música e o tempo da vida: o tempo sopra e arrasta inexoravelmente.

Todos passamos por rochas onde cantam Sereias. Vozes e visões fascinantes acenam. Corpos e ventos movem-se nas entranhas do tempo, ponteiros medem tempos e ventos. Corpo a corpo. Sons unem-se, somem. Um cego aproxima-se do bar: *Tap. Tap. Tap.* As batidas da bengala incorporam-se no conjunto de vozes e de instrumentos. Todo ouvidos, não foi compensado por visão interior, dádiva de Zeus a Tirésias na antiguidade. Pessoas em movimento, pessoas em fuga. Fuga do quê? Apolo, o deus da beleza equilibrada na *Origem da Tragédia* de Nietzsche, desabou. Dioniso, o deus do canto, ébrio e desvairado, convulsiona o bar.

A tormentosa insignificância da vida é trombeteada pelo flato de Bloom ao alcançar a rua. A música das entranhas, em lugar de palavras. Uma apocalíptica sonoridade corporal encerra o capítulo: *Pprrpffrrppfff. Feito.* O que falta a Bloom? O que falta a Dublin, o que falta ao mundo? O problema preocupa Joyce desde "Telêmaco". Por que três rapazes não conseguem conviver harmonicamente? Por que é pesadelo lecionar história? A resposta não está nos nomes que os homens desde sempre prendem das coisas. Narcóticos aliviam a dor mas não resolvem a questão humana. Cerimônias caíram na banalidade. O que vale difundir notícias? O que importam alimentos? Que sentido oferecem debates intelectuais?

Bloom, filho de um pai suicida, esposo de um lar abalado, sem emprego envolvente, sem amigos, marginal, procura muito mais do que um filho. Ormond, o bar, foi um lampejo. A música congregou fragmentos, náufragos como ele. Bloom experimentou união singular. Não é Marta. Marta simboliza a ausência. Palavras? Podem deteriorar-se: *alta qualid, Bloom murmu, tdvsdzadeus.* A verdade não está nelas. A resposta não reside no cérebro. O canto vale mais do que palavras. Mallarmé e Nietzsche pensaram assim. Sereias poderão ser a solução. Bloom resistiu. A esperteza de Ulisses não determinou a ruína do navegador? Salvo do encanto das Sereias, Ulisses cai num mundo hostil de que não o redimem artimanhas.

Bloom sabe-se devorado pelas Sereiras, pela música. As filhas de Zeus e da Memória vivem distantes, precários são os favores delas, rememoram ausências. As Sereias anulam distâncias, respiram em melodias. Bloom entra no concerto com o corpo, a comoção das entranhas estoura com vigor de trombeta. Na elaboração de "Sereias", Joyce esboça o projeto de sua vida. Recebemos em "Sereias" o arcabouço de *Finnegans Wake*. A Ítaca sonhada emerge nas harmonias da orquestra.

100 JOYCE ERA LOUCO?

Nausícaa – Olhares

Desembarcado do carro de Elias, os olhos de Bloom constroem ao cair da tarde uma cena idílica à beira do mar. Assistimos ao diálogo silencioso de uma troca de olhares. O olhar de Bloom desperta o olhar de Gerty, uma jovem. Embora a paisagem seja a mesma, a visão de Gerty e a de Stephen divergem. De Stephen a Gerty, navegamos do masculino ao feminino: Gerty cultiva a aparência, Stephen, um intelectual desamparado de certezas, não via coisas à luz da manhã, lia assinaturas. Os seixos, mesmo coloridos, o olhar de Stephen os atravessava indagativo em busca de origem mítica. A hora influía. Stephen vagava pela orla marítima às onze, Gerty frequenta a praia ao cair da tarde, início do repouso vespertino, vinte horas, momento religioso. Reveste ondas, rochas, areias, nuvens com páginas guardadas de romances e poemas, imagens inundadas de ternura juvenil.

Desce sobre ela um olhar lúbrico, desejante. Os olhos do homem de preto fascinam como os da serpente. Ela se agarra, às amigas, aos conflitos das crianças para fugir dos olhos abrasados? Os fulgores que a devoram lascivos evocam-lhe fotografias de dançarinas, o desejo do estranho despertam sentimentos de mulher, ela se constrói para esse olhar. Gerty aprende que o corpo é mais do que ossos, músculos, entranhas. As vestes acariciadas movem-se agitadas. Os olhos do homem de preto percorrem o corpo de Gerty com vibrações de dedos no teclado. Gerty se tinha preparado para esse olhar. Embora pobre, encantam-na as vestes das revistas femininas. Gerty as imitou pacientemente. Os olhos de Bloom devassam famintos os panos variados, coloridos.

Gerty entra para dentro de si mesma, desvenda sentimentos secretos, reprimidos por austera formação religiosa. Invoca a Virgem para redimi-la do abismo. Apagaria as chamas se buscasse a proteção dos muros do mosteiro? Recorda as palavras tranquilizantes do confessor, asseguravam que todos estamos sujeitos às leis da natureza. Como resistir ao calor dos olhos que fascinam? Poderiam conviver como amigos. O amor quebra ferrolhos, Gerty percebe-se liberta das amigas, dos meninos. Poderia confiar nele até à morte. Ousa inclinar-se para traz e revelar as pernas. O rosto tinge-se de um rubor divino, ela treme da cabeça aos pés.

As emoções que a jovem desperta em Bloom, apoiado numa rocha, misturam os contornos de Molly e de Milly, Bloom recorda perfumes, movimentos felinos. Vive dentro dele uma imagem feminina que se encarna em muitas mulheres, outra versão da metempsicose aludida na refeição matutina. Há crianças em torno da jovem, ela lhe daria o filho que Molly lhe recusa? Bloom, preso ao encontro de sua esposa com Blazes Boylan, evoca transgressões antigas, Molly beijada aos quinze anos por outro. O adultério – de quem, dele ou dela? – proporciona-lhe prazer repentino. As liberdades da esposa autorizam-no a vagar livre, adúltero, sem projetos, empurrado por ventos adversos como Ulisses. Bloom, a mente povoada de imagens, materializa o prazer com as próprias mãos. Gozar sem procriar. A narrativa vai da tumescência à detumescência. De Ulisses a Bloom, a suavidade feminina mitiga a dor. No corpo jovem a vida se refaz, renascem sonhos.

Os sentimentos de Gerty, na fuga de seus dezessete anos, se agitam. A garota observa de soslaio com os olhos, com a pele, com os nervos, com o sangue. A cabeça grisalha de Bloom desperta primeiro sentimentos filiais, lembra, em seguida, um estrangeiro, astro de teatro. Vendo-o triste, de preto, talvez de luto, pensa nele como marido. Devota à Virgem, religiosidade e erotismo se misturam. Seria viúvo?

Ao retirar-se, Gerty avança trôpega. Esse é o calcanhar de Aquiles, a marca da mortalidade, da precariedade. Enquanto embevecido, Bloom não via em Gerty defeito algum. A moça tinha chutado a bola dos meninos, que devolvida por ele se aninhara em suas saias. Arrastando o pé, Gerty se livra do olhar possessivo, assim, a virgindade não corre perigo. Após alguns momentos alucinados, ela volta a encontrar-se com o que religiosamente deseja ser.

Desde o Narciso de Ovídio, o olhar enamorado vê suas próprias idealizações. A reflexão sobre o que o defeito físico representa no corpo de uma mulher rompe o pacto com a visibilidade, aproxima-se de um saber teórico. Bloom teria procurado defeitos em Gerty para espantar a sedução?

Longe paira o episódio homérico de que este capítulo é reflexo. Na *Odisseia*, o Sol ilumina uma ilha pacífica, hospitaleira, onde as pessoas gostam de navegar, jogar, dançar e cantar. Depois das ondas e dos perigos de morte, a ternura. Ulisses, náufrago e imundo, é socorrido em Esquéria por Nausícaa, filha do rei. Banhado e vestido, o homem que a assustara como um leão, a seduz, embora avançado em anos, como noivo. Viajamos da violência ao idílio: quadros pequenos, tocantes. Também aí atuam os deuses. Olhar de Nausícaa diviniza Ulisses. No *Fedro* de Platão o homem percebe mistério no ínfimo, no leve movimento das folhas. O cotidiano sabe ser divino.

No encontro de Ulisses com Nausícaa, o dedo de uma deusa, Palas Atena. Na manhã em que as portas do palácio real se abriam, a Aurora despontava majestosamente instalada no trono. Para despertar uma princesa, a deusa ostentava soberanias de rainha. Bloom, representante de um mundo sem deuses, vaga pela cidade sem norte. Náufrago de um presente estilhaçado, detém-se sem projetos à beira do mar.

Gerty some, mas não o encanto da visão. O corpo cansado de Bloom não se move. Na mente borbulha a fonte do fala-ser. Períodos truncados registram lembranças da cidade, do universo.

Morcegos, aves, insetos dançam com o brilho das estrelas. O transcurso do tempo é fisicamente vivido: mãos lavam meninos, lavam cadáveres. Os olhos de Bloom contemplam Molly jovem, reencontram Milly menina. As narinas vibram com a fragrância de perfumes femininos. Percebendo-se visto, os ponteiros recuaram. Agradecido a Gerty, Bloom recupera a juventude perdida. A marcha do tempo move a terra e os astros. No momento espelha-se o infinito. Bloom não pode satisfazer a moça que lhe perguntou as horas. A geringonça parara. Imagina imobilizados os ponteiros do universo. Volta a sensação de beijos. Provérbios misturam-se a sensações vividas. Nada de novo debaixo do sol. Amar, mentir e exceler, pois o amanhã é morrer. Inverte lembranças históricas: sai do Egito para a casa da servidão. Longo parece-lhe o dia: Martha, o banho, o enterro, Dedalus... Todas as rochas com marcas de letras. Não reencontrará a moça nunca mais, o momento vivido não volta, mas foi soberbo.

Escreve uma mensagem na areia, e, nos riscos balouçam os dias vividos. Definições apenas esboçadas, instáveis, sujeitas ao balouço das ondas e do vento. *I* [...] *Am* aludiria a *AMO*, primeira pessoa do verbo amar em latim? Assim, o movimento, trôpego como o andar de Gerty, arrasta-se de A a O ou de A a Z, do princípio ao fim. A dificuldade de caminhar é de Gerty, é de Édipo, é de todos os que andam. Não nos locomovemos com a segurança de Deus. Não estou autorizado a dizer: sou quem sou (*I am*), pois sou quem não sou, quem não fui, quem não serei. Não sou mais que caracteres deixados na areia. Mesmo as inscrições na rocha somem fragílimas, a nada, comparadas à eternidade. O tempo deixou no corpo de Gerty mensagem para todos.

Exilado como cidadão, Bloom também o é do afeto feminino. Já não conta com o entusiasmo da Molly de outros tempos.

104 JOYCE ERA LOUCO?

Martha é uma fantasia epistolar, Gerty é só visão momentânea. Privações convocam desejos.

As horas que soam na voz do relógio-cuco instalado sobre a lareira da casa do cura trazem à mente o conceito que fazem de Bloom. Ele é um *cuckold*, um guampudo. O conjunto de três linhas, três vezes repetido, lembra as estrofes de três versos da *Divina Comédia*. Dante mostra vidas concluídas, a ação elaborada por Joyce se passa no tempo. Imagens excitam, imagens arrastam imagens, arrasam, instáveis como palavras escritas na areia. Somos seres traídos por quem amamos. *Cuckhold*, a palavra que o macula vem dele, nove vezes repetida pelo cuco paroquial. Transgredindo, o transgressor triunfa.

O Gado do Sol – O Império dos Signos

Três invocações – à maneira dos *Fratres Arvales* (Irmãos Arvais), doze sacerdotes que oficiavam na Roma imperial cerimônias públicas consagradas à fecundidade – abrem o capítulo. Em lugar dos sacerdotes, oficia no romance uma sacerdotisa, a parteira que saúda o nascimento de um menino, quanto ao vigor, um touro. O narrador eleva solenemente a criança à fala e à vida. Lançado ao mundo, o recém-nascido é recebido numa comunidade falante que o introduz no fluir dos dias, dos anos, dos séculos.

Conjugando gestação e mudanças linguísticas, o narrador resume no desenvolvimento uterino as transformações de uma coletividade. A história já foi vista como o movimento do bolo alimentar no conduto intestinal, o útero é o símbolo a que recorre agora para acompanhar o desenvolvimento dos anglófonos. O latim mesclado com falares locais lembra a época do regime romano. A alquimia ativa metamorfoses.

O episódio lembra a aventura anterior à Ogígia, ilha em que Ulisses se salvou da dura perseguição de Posídon, senhor dos mares. O desejo de conhecer envolveu o aventureiro em situações extraordinárias. Em momentos decisivos, a paixão pode mais que a reflexão serena. Embora advertidos, os homens de Ulisses tinham atacado os rebanhos de Hélio, o Sol, o rei. Admira que tenham sido punidos com a escuridão da morte os que agrediram o império da luz? O touro de Hélio, vítima de famintos, pastava como símbolo da fecundidade. Ulisses não participou do banquete sacrílego. Hélio poupou-lhe a vida. Perseguido e desamparado, ondas arrastaram o sofredor à ilha de Calipso, prisão de sete anos. O aventureiro regressa ao mundo civilizado no reino de Alcínoo. Emergir das ondas, túmulo dos companheiros, corresponde a novo nascimento.

O bar abre como um castelo as portas aos frequentadores nas vizinhanças da maternidade. O episódio é narrado no estilo e na língua de um cronista do século XIV. Antônio Houaiss reproduz em português o sabor antigo da prosa joyciana:

> E mentres falavam a porta do castelo era aberta e daí lhes chegava um barulho camanho qual de muitos que lá assentassem a comer. E aí veio ao lugar em que se achavam um moço conheçudo pois que aconteceu que eles haviam havido que haver um com o outro [...] E o viajante Leopoldo entrou o castelo para repousar-se por um tempo estando doído de membros no depois de tantas andanças nos arrodeios de terras variadas e por vezes em caçada. [...] No entre tempo aquela boa irmã estava à porta e lhes rogava por mensagem de Jesus nosso mui senhor lígio de pararem seus brindes pois que havia aí a riba uma a pique de ter criança gentil dama, cujo tempo corria presto. (pp. 438-439)

O grupo discute infanticídio e controle de natalidade, temas que envolvem o ingresso na vida. O relato, sem esquecer a matança dos touros de Hélio, retém o sabor da prosa de outros tempos:

106 JOYCE ERA LOUCO?

E não os menos e entre esses o moço Lynch haviam dôveda de se
o mundo agora era mui mais mal governado que o fora nunca em má
ora a arraia miúda cresse de modo outro empero lei e juíxes proviam
remédio nenhum. Que uma correição Deus outorgara. Isso a penas fora
dito que todos gritaram com um não aunado, por nossa Virgem Mãe,
que a mãe devia viver e o infante de morrer. Pelo que eles tomaram em
suas cabeças uma cor de quentura quem com razões e quem com poções
mas o homem franco Lenehan estava pronto a cada qual verter cerveja
de modo que pelo menos alegria não faltasse. (p. 441)

A leviandade com que estudantes de medicina tratam a gestação perturba Bloom, presente para aguardar o fim da gravidez
de uma amiga, Mina Purefoy. A linguagem, tratada como personagem, atualiza-se na iminência do nascimento:

Então falou o moço Stephen orgulhoso da madre Igreja que iria
expulsá-lo do seu seio da lei de cânones, de Lilit, padroeira dos abortos,
de prenhez gerada de ventos de sementes de clarão, ou pela potência de
vampiros boca em boca ou, como diz Vergílio, por influença do ocidente
ou pelo bafio de cumprir, *effectu secuto*, ou por ventura no banho dela
conforme com opiniões de Averróis e Moisés Maimônides. (p. 42)

A maternidade amplia experiências do primeiro capítulo. Stephen considera novo nascimento a saída do ventre da Santa Madre Igreja. Desamparado, entra no território de Lilit, destino de
excluídos, Lilit, legendária, sedutora e diabólica companheira de
Adão. Satânica é a arte de escrever, fecundo é o trabalho da imaginação: velozes como o vento eram os cavalos de Aquiles, filhos de
Zéfiro, o sêmen de Zeus penetrou no corpo de Dânae como chuva
de ouro, o diabo engravidou mulheres na Idade Média, vampiros
sugam o sangue de adormecidos.

Bloom, em quem por momentos a imagem de Molly se apaga – ela se recusa a gerar um filho em lugar de Rudy – pensa em

contornar imposições da natureza, adotando Stephen. Bloom e seus projetos de paternidade acontecem na iminência do nascimento. A narrativa, mais clara que antes, registra as inquietações de Bloom:

> [...] e agora que o senhor Leopoldo que não tinha de si infante macho por herdeiro cuidava no filho de seu amigo e se cerrava em tristeza por sua felicidade perdida e tam triste qual estava por lhe haver falecido filho de gentil coragem (pois tudo lhe dizia ser ele de boas partes) tam magoado tam bem em não menor medida ficava pelo moço Stephen porque vivia despejada mente com aqueles desbragados e esbanjava o de seu com putas.

Ao contrário do que acontece no ventre feminino, em que projetos de vida se fazem carne, a carne (a história) se faz verbo (palavra) no romance, vive aí e se perpetua:

> No ventre de fêmea o verbo é feito carne mas no espírito do fautor toda carne que passa se faz verbo que não passará.

A palavra que não passará é a da produção literária, continuamente renovada. Inscrições, muralhas, monumentos são escritas que se fazem e se desfazem no correr dos séculos. Deciframos textos para trazer à memória etapas dos que nos precederam. Lemos, relemos, revivemos a história que nos gestou e lançou ao mundo.

O nascimento é saudado na algazarra das expressões deterioradas dos desfavorecidos, esperança tosca do alvorecer de um mundo melhor. Vozes de sofredores lembram o mugido da rês abatida pelos gananciosos companheiros de Ulisses. Dessa língua, rompidas as amarras da erudição e da gramática, língua reduzida a frangalhos na boca do povo, misturada com vozes de muitas épocas e lugares, nasce *Ulisses,* o romance, último rebento da língua de remotas origens, muitas vezes recriado galope do tempo. Na *lixeratura* joyciana a vida se regenera.

108 JOYCE ERA LOUCO?

Assombrados pelo pesadelo da história como Stephen, prófugos de narrativa inflexível, respiramos nas indecisões, nos buracos da prosa de Joyce. Desenvolvemo-nos em lances livres de um episódio a outro, renascemos no falar insubordinado. Falantes e insubordinados rememoramos o que outros nos legaram e nos aventuramos aos nossos projetos. O vigor do touro abatido regenera-se em outros músculos.

Circe – A Vida É Sonho

Bloom e Stephen entram na zona mágica: fantasias, prazeres segregados. Sentimentos reprimidos, em luta pelo direito de existir, lembram na reelaboração joyciana as alucinações da *Walpurgisnacht* do *Fausto* de Goethe: delírio, bruxaria, perigo. Personagens giram na roda das metamorfoses, tudo se transforma em tudo. Sacerdotisa dos lúbricos encontros é Bella Cohen, Circe homérica refeita. A habilidade da bruxa, transformar homens em animais, enfeitiça a noite. Os frequentadores revelam, à maneira dos enfeitiçados marinheiros de Ulisses, características escondidas. A invenção literária agride a ordem onde quer que ela se localize. Falta um Ulisses que levante a espada para refazer a ordem, lei não há. Acompanhado por Lynch, Bloom protege Stephen.

No ambiente em que sistemas convencionais se dissolvem, Stephen, retomando reflexões da manhã, observa que o gesto viabilizaria linguagem universal, melhor que música e odores. Poderíamos ultrapassar fronteiras, munidos de instrumentos? "Circe", antítese poética da prosa racional de "Proteu", acontece num jogo de imersão no real disforme, rebelde à estrutura verbal de obras consagradas.

No mais louco dos episódios de *Ulisses*, delírios instabilizam Bloom em velocidade vertiginosa. Imagens afloram sem controle e sem sentido. Sem pai e sem filho, sem passado e sem futuro, delirando projetos messiânicos, Bloom vira andrógino, condição que lhe facultaria procriação independente. Acusado de culpa indefinida, comparece diante de um tribunal que lembra *O Processo* de Kafka. Declara-se casado, íntegro, respeitável, bode expiatório. Ao dizer "minha mulher", aparece a esposa, atraída por mágica associação de palavras. Em vez de defendê-lo, Molly ressalta o brilho do pai dela; na fala da cantora, o Major-General ofusca a insignificância do genro. Sobre virtudes de Bloom, não se ouve dela uma única palavra. Mulheres que encantaram Bloom o denunciam de sedutor indecoroso. Bloom é vilipendiado, declarado grávido, bissexual, aclamado e condenado à forca.

O delírio, ilimitadamente rico, compensa regiamente o réu, vítima de incontáveis frustrações. Subindo de don-juanismo execrável a Messias, Bloom concretiza expectativas de seu povo, mil vezes humilhado. Redentor da humanidade, encanta mulheres que lhe tocam a fímbria do manto. Maior que o sogro, maior que autoridades locais, maior que o rei da Inglaterra, maior que o papa, o prometido manda fuzilar detratores. Em torno do Messias agrupam-se os povos. Soberano, triunfador, anuncia a nova *Bloomusalém*, paródia da Cidade Santa.

Distingue-se uma mulher acompanhada de um toureiro. Invertendo os papéis, o matador atribui, submisso, qualidades masculinas à companheira. O masoquista com traços de Bloom, misturando sentimentos de vingança e de culpa, implora castigo. Insiste-se na metempsicose: uma alma viril pode invadir um corpo feminino, num corpo de homem pode habitar um espírito de mulher. O delírio projeta o mundo desagregado a um estágio de reorganização instável como as nuvens.

Bloom não é apenas espectador, ele participa da montagem do espetáculo em que são atores a sua própria mulher e o amante.

110 JOYCE ERA LOUCO?

Assumindo papel de lacaio ante a usurpação de Boylan, o corretor delicia-se com o que vê. Imerso no gozo do amante de sua mulher, o *voyeur* espera que sua infâmia seja divulgada. Emporcalhado de faltas abundantes e indefinidas, chama a punição; cristificado, percebe-se o mais vil dos homens, opróbrio de todos.

Stephen, o artista, assiste a um espetáculo de invenções inusitadas. Emerge do chão em que o filho a sepultou a cadavérica imagem da mãe, enfeitada com botões de laranjeira e véu nupcial. De cabelos escuros e lisos, fixa as órbitas vazias no filho. Rodeada de um coro de virgens, palavras brotam de sua boca desdentada. Complexa e contraditória, mistura incestuosa de céu e terra, a aparição fantasmagórica vem com o propósito de redimir o desatinado de dispersiva fragmentação. Ela o chama para a segurança abjurada. Stephen, oscilante entre a matéria e o espírito desde o princípio da jornada, resiste, impelido por ventos que sopram do inferno. Ceder seria render-se ao pesadelo da história, seria retornar ao abrigo paradisíaco pré-natal, confundido com a noite fúnebre. Stephen foge da voz materna como da ameaça de uma hiena. Matar a mãe significa preferir o delírio à existência regrada. Incapaz de vencer a enérgica recusa do filho, três vezes repetida, a Mater Dolorosa implora socorro dos céus. Extinta a luz, o intelectual dedálico vaga sem mãe, sem noiva, sem futuro em horripilantes círculos dantescos.

Na última cena do *Psicose* de Hitchcock, Norman, um jovem psicótico, cede ao fascínio do fantasma materno. Quando abre a boca, ouve-se a voz da mãe. Stephen resiste toda vez que a sombra da progenitora lhe aparece.

Em "Circe", Bloom tomba no mundo das contradições em que o sim e o não, o alto e o baixo, o exaltado e o ignóbil convivem e se misturam. Este é o joyciano *Alice no País das Maravilhas*. Abalada a lei, Circe retrata a desnorteada existência de todos os dias. A história não nos leva a um mundo melhor. Ítaca esconde-se nas brumas do mito.

Contra um muro escuro, aparece a Bloom um menino louro de onze anos, Rudy. De sapatos de cristal e elmo de bronze, sustenta um livro, lê inaudivelmente da direita para a esquerda, beija com um sorriso a página aberta. Com Rudy, filho redivivo de Bloom, relemos *Ulisses* do fim ao princípio. A história revista restaura, como o Livro Sagrado, a origem. Na satisfação cloacal da manhã fulgurou o prazer infantil: sonhos edênicos, o amanhecer da humanidade. Andamos de *dog* a *god* e de *god* a *dog*. O fim do romance labiríntico desemboca na origem. A desnorteados reabre-se o leque dos caminhos. A vida, vivida da esquerda para a direita, renova-se revivida em sentido contrário. Vivências reconstruídas limpam o pesadelo de enérgicos determinismos.

Eumeu – Épica Prosaica

Ao sairmos das alucinações do bordel, seria de esperar que fôssemos devolvidos a um ambiente regido pelo convencional, isso não acontece, o delírio se alimenta das sombras de horas lassas. Joyce transfere o relato épico do glorioso palácio de Alcínoo para a cabana de Eumeu; da nobreza, ao povo. *Eumeu,* humilde servidor de Ulisses, é símbolo do homem comum. Na atmosfera democrática do século xx, todos os assuntos são objeto de discussão. Do bordel à taberna, muda o estilo. Gênero do bordel foi o teatro, aqui vigora o relato épico. Lá, a máscara; aqui, a palavra. Lá e cá a paródia leva da vida cotidiana para o sonho. Não importa que as aventuras narradas não sejam verdadeiras, as de Ulisses o foram tampouco. O gênero épico não exige prova documental, importa o valor humano.

O estilo senil de agora, lembrança de relatos de outros tempos, contrasta a narrativa juvenil do princípio. Desamparados de prosa definida, desprendemo-nos de referências concretas. A linguagem encobre, obscurece, falsifica, engana. O simbólico é lugar de invenção. O narrador, ao se aproximar e se distanciar dos falantes, assume posição de objetividade épica. Levado pela circularidade romanesca, Bloom exprime, na reunião noturna, com outros recursos, aspirações de continuidade. A narrativa, corpo vivo, decai e se regenera. Revela-se o indivíduo, rebelde a subordinações. Frequentadores da taberna, saídos da luta pela sobrevivência, constituem o auditório. Buscam o quê? Mais do que reflexões rotineiras. O narrador tira existências do labirinto de desgarrados, cria heróis capazes de inspirar motivo para viver. Tome-se o romance como um corpo sensível: olhos, ouvidos, nariz, sangue, nervos. Ulisses, o aventureiro de outrora, vibra em corpo verbal. Quem narra? Isso permanece obscuro, nem Stephen, nem Bloom. Palas Atena, observadora dos movimentos de Ulisses, íntima de Telêmaco, não existe mais. A voz narrativa, com artimanhas insólitas, remove do mundo vivido a taverna.

Entre os navegadores destacam-se Bloom, frequentador das ruas de Dublin, e Stephen, explorador de ilhas (textos). Pontos de vista desconcertantes fragmentam o todo. Clichês, redundâncias, provérbios flutuam nas águas da narrativa. Com que objetivo aproxima-se Bloom, prestativo, de Stephen? Procura um filho, uma companhia masculina para sua inquieta esposa? Ocorre ao narrador uma lembrança bíblica, a do bom samaritano. Vem a informação de que Stephen não retornará ao colégio onde leciona. O jovem desempregado anda por andar sem projeto, sem teto, um flanador perdido na multidão. Os acontecimentos não são vistos com olhos de espanto, a viagem é sem meta e sem regras. O narrador é confiável? Não erra quem lê contra suas intenções.

Murphy, um marinheiro, espelha Ulisses, espelha Bloom. Como saber se a mulher, em casa, lhe permanece fiel? Ulisses navegou para conhecer homens, conhecemo-nos através dos outros, o valor de narrativas é este. Relatos revelam mais do que o "penso, logo existo" cartesiano. Ao viajar reconhecemos quem somos e nos produzimos. Os chineses transformam animais abjetos em pratos deliciosos, artistas fazem, de banalidades, obras notáveis. Bloom consulta Stephen sobre a imortalidade da alma. A pergunta vem de alguém que busca um filho. O intelectual divaga, lembra o que outros pensam.

Stephen está sem emprego e sem perspectiva de trabalho, isso não significa que não poderá realizar-se, como escritor; Bloom aposta em qualidades que Stephen ainda não manifestou, examina exaustivamente a tese de que uma aparência humilde pode ocultar realidade gloriosa. Stephen, cansado, propõe mudarem de assunto. Circe foi o capítulo da revelação, este é o capítulo das ocultações. A alucinação revela, a linguagem lúcida oculta.

Bloom mostra a Stephen uma foto de sua mulher, tirada oito anos antes, Madame Marion Tweedy, filha do Major Brian Tweedy. Stephen vê um rosto jovem, sedutor. O pai (Bloom) definha como lei, como interdição. Distante, do rigor assassino de Ulisses, Bloom não repete gestos previstos. Stephen, mais racional que Hamlet, não repete as loucuras do herói shakespeariano. Stephen e Bloom, ao se defrontarem, agem sem que destino algum determine a escolha. Bloom via em Stephen o homem que poderia eliminar outros pretendentes? Nesse caso, Leopold Bloom, filho de um pai suicida, se insurge contra si mesmo e confia a outro tarefas que por fraqueza ele próprio não realizou. Espera que o filho faça o que ele deixou de fazer? Metempsicose: a mente (ou o falo) pode migrar do pai ao filho? Bloom, o bom samaritano, espera que o socorrido o socorra? Um cachorro (Stephen) perdido na cidade pode revelar-se deus? O conflito deságua nas disputas teológicas que abrem o romance.

Inseguro, Bloom recupera por instantes sua grandeza messiânica; derrotado o amante, sonha-se empresário bem-sucedido de

114 JOYCE ERA LOUCO?

sua mulher, reconquista um nome honrado. O devaneio não dura muito. Lembranças infantis varrem impulsos de grandeza.

Ítaca – Catecismo Secular

TÉCNICA?

A narrativa se desprende do autor, do narrador, do receptor, das Musas, de Deus. As perguntas não vêm de lugar nenhum. As respostas soam impessoais como as perguntas. Acompanhamos uma paródia do ensino escolar, uma história do cotidiano, uma câmera cinematográfica.

HORA?

Duas da manhã do dia 17 de junho de 1904. Hora em que a pessoa se encontra consigo mesma.

CENA?

Uma casa comum, a de Bloom. Interessa a poucos. Pessoas emparedadas. O que acontecia no palácio de Ulisses tocava todos.

ARTE?

Ciência. Objetividade. Objetos desprezíveis não há. Perspectiva não existe.

ÓRGÃO?

Esqueleto. Estilo seco, preciso. O capítulo é montado como as engrenagens de uma máquina

SÍMBOLO?

Cometas. Planetas entram na órbita de corpos maiores, cometas surgem e somem.

EPISÓDIO?

Retorno ao lar. Centro é Molly, a mulher. Bloom, acompanhado de Stephen, vem para retomar o que lhe pertence.

BLOOM E STEPHEN, O QUE HÁ DE COMUM?

A cultura, atmosfera em que respiram por mais diferentes que
sejam: hábitos, gostos, crenças. Os devaneios do capítulo anterior
não se repetem. A proximidade é física.

QUE AÇÃO PRATICOU BLOOM AO ALCANÇAR O DESTINO?

A chave que ele procurou no bolso tinha ficado nas calças do
dia anterior. O 7 na porta era da casa dele. Rua Eccles, a dele.

QUE PENSAMENTOS EVOCARAM 7 E ECCLES?

Eruditos entenderam que 7 é número sagrado, hipótese con-
firmada por *Eccles*, de Ecclesia (igreja). Essas associações, que
provocam frenesi em cátedras universitárias, não passaram pela
cabeça de Bloom. O problema dele era outro, entrar ou não entrar. Não se eleve essa preocupação prosaica ao "ser ou não ser" do
Hamlet de Shakespeare. Bloom estremecia com carícias de gata,
mas não com pruridos metafísicos.

POR QUE FICOU ELE DUPLAMENTE IRRITADO?

Porque lembrava que se lembrara duas vezes de não esquecer.

QUAIS ERAM AS ALTERNATIVAS PARA OS CONCHAVOS
ÍNTIMOS DO DESCHAVADO?

Bater ou não bater.

A QUE CONCLUSÃO CHEGOU?

A existência de duas personalidades: uma esquece, outra se esforça para não esquecer.

HÁ CONTROVÉRSIA?

Sim. A casa o repele e o atrai. Eis a questão.

E A CHAVE?

Uma chave abre a casa, outra chave abre o corpo de Molly. A questão não é mole, Agamênon ganhou a guerra, mas não entrou em casa. A impotência persegue Bloom desde o banho da manhã, o herói traz Dedalus, que deveria fazer o papel de chave.

O QUE SALVOU BLOOM?

Trepou na grade, seu corpo se moveu livre no espaço, pulou no pátio, cuidou para não quebrar ossos.

QUE OBSERVAM OS ERUDITOS?

Bloom não voltou ao lar como herói, mas como assaltante. O protagonista é inimigo de si mesmo, de seus esquecimentos.

QUAL É O GRAU DE INSTRUÇÃO DE BLOOM?

Temendo que o chamassem de vulgar, evitou dizer que tinha frequentado a universidade da vida.

BLOOM TINHA INCLINAÇÕES POR CIÊNCIA OU ARTE?

Sentia-se atraído por ambas, mas, temendo que uma destruísse a outra, não se aprofundou em nenhuma delas. Nem mel, nem porongo.

QUE PROPOSTA FEZ BLOOM, DIÂMBULO, PAI DE MILLY, SONÂMBULA, A STEPHEN, NOCTÂMBULO?

Se você aceitar morar comigo num cubículo acima da cozinha, poderá viver noctâmbulo de dia, sonâmbulo à noite e diâmbulo por vinte e quatro horas.

QUE RESPONDEU STEPHEN DEDALUS A LEOPOLD BLOOM?

Vivo sem pai nem mãe, sem eira nem beira, sou filho de mim mesmo.

POR QUE BLOOM SE DEITOU NA CAMA AO LADO DE MOLLY, EMBORA HOUVESSE SINAIS DE OUTROS FREQUENTADORES?

Porque, nos intermináveis giros da vida, tinha certeza de que da nova série ele era o primeiro.

PODE-SE CONSIDERAR ÉPICA ESTA NARRATIVA?

Épica como as epopeias de Homero, nas quais o narrador ri até dos deuses.

Penélope – A Mulher, o Que Quer?

MOLLY (MARION BLOOM): Deste a palavra a Stephen Dedalus, não a negues a mim. Aliás, ele acaba de sair daqui. Meu marido queria que eu o conhecesse. Não gostei, é um meninão arrogante que não sabe o que quer. Sou cantora, quando abro a boca todos se calam. Fui falada a vida inteira, chegou minha vez de falar. Se mandam que fale no divã, por que não posso falar na minha cama?

NARRADOR: Tenho medo, no *Ulisses* falaste setenta páginas sem parar, quase sem respirar.

118   JOYCE ERA LOUCO?

MOLLY: Menos que ninguém, sou nada, palavra de Lacan, o pontífice máximo. Se amar é dar o que não se tem, deixa comigo. Porque não tenho nada a dar, amo. Se tivesse, não dava, ao contrário de certos homens. Eu os conheço bem, padecem de prisão de ventre desde o ventre da mãe. Posso começar?

NARRADOR: A palavra é tua.

MOLLY: sim metempsicose é uma palavra grega disse-me ele mete em psi mete em mim eu meto nela em penélope sinto em mim o jorrar fofo da fala em trevas em trovas sem travas o filho o brilho a geração a gestação do futuro e se dissemina o sim vem-me a náusea de falas truncadas secas sustidas solertes capciosas falaciosas falsas quero o cio do sim dormir sonhar ser fluam terra carne ossos issos esquilos aqueles podres pedras padres pedros escapes escalpos céus e terra a minha a tua a sua a deles a delas o sim do cio[1] metempsicose penélope volta em mim eram vinte ela viu vinte gansos que desciam dos montes uma águia quebra

1. Algemam o discurso com pontos e vírgulas, em Molly a fala desliza sem peias. A oposição masculino–feminino é a oposição Molly–a Stephen (truncado, reflexivo, metafísico). Stephen, quando pensa, é um jesuíta execrável com o sangue injetado em sentido contrário. Feminino/masculino deve ser entendido como gênero literário, desvinculado do sexo. Os monólogos de Clarice Lispector, por exemplo, aproximam-se mais dos monólogos de Stephen. O monólogo masculino é de quem não tem, de quem busca, de quem nega. Stephen é caracteristicamente o espírito que diz não: mata a mãe, renega o pai, recusa a proteção que Leopold lhe oferece. Molly lembra a mãe originária, a que reside além do Éden. No monólogo de Molly vozes dialogam do princípio ao fim. O monólogo é só aparente. Molly é a fonte do discurso incontrolável, discurso que gera discursos. A ausência de sinais de pontuação é frequente em inscrições antigas. Textos em língua grega grafavam-se com maiúsculas sem divisão de palavras. A escrita contínua a se aproximar da língua falada. O século dezenove, científico por excelência, legislou a pontuação para maior rigor, Mallarmé a abandona para atingir outros níveis: a indefinição, o irracional, o acaso.

o pescoço de todos a esperançosa esposa do herói geme e chora e cheira e chama e geme pelos vinte consolada pelas amigas aflita por ver seus vinte gansos sem vida e a águia sentada em trevas na trave e a águia explica a que suplica que os gansos são os pretendentes sou teu marido que retorna ela desperta e vê os gansos vivos quero saber por que chora penélope pelos pretendentes mortos pelos vinte anos perdidos vinte anos ulisses esteve ausente penélope lamenta a indiferença de ulisses lamenta que ele não lhe dará a atenção pé nele ó lopes nem quando retornar parte em seguida para novos conflitos o destino de penélope é esperar sem ninguém que galope nela de pé flutua entre desígnios opostos ficar com o filho zelar pelos bens permanecer fiel ou seguir como esposa o mais nobre dos moços aqueus telêmaco mudou muito quando era criança não a deixava casar e agora que a barba lhe preteia o queixo insiste que case assim penélope indecisa como entender o desespero por ver seus vinte gansos mortos penélope chora por seus vinte gansos pelos seus pretendentes mortos o manto que penélope tecia era uma estratégia para conservá-los com ela são vinte penélope chora os vinte anos perdidos penélope explica ainda que há duas espécies de sonhos os anos são vinte mas são dois os sonhos vêm por portas de chifre ou por portas de marfim os que vêm por portas de marfim são enganosos como o mar sem fim mas os que vêm por portas de chifre são verdadeiros penélope não crê que o sonho da morte dos gansos venha por portas de chifre nem que os vinte chifres partam embora isso fosse grato ao filho acrescenta que se no dia imediato não vier seu esposo escolherá um dos gansos ou todos os vinte o conflito atravessa todas as palavras de penélope[2] con-

---

2. Não se busque o segredo da palavra só no emissor. A palavra significa quando recebida. A palavra vale como ação.

120 JOYCE ERA LOUCO?

flito penal e ela aflita nem permanece lá dentro de si mui pura poldy pensa que sou burra burro é ele que pensa que sou burra homero desenha uma penepolidade complexa homero propõe em seguida o certame das machadinhas o vestíbulo do sonho o sonho em vigília o número vinte sim metempsicose sinto penélope em mim a cama é lugar de prazer de reprodução de alimentação estou imóvel na cama estou no lugar em que gostaria de estar se eu me movesse como meus companheiros eu não seria a terra não seria o sistema geocêntrico o heliocentrismo negou os direitos da terra hélio é deus distante de todos o falo é a falta disse-me ele no instante em que o homem se coloca no centro ele o faz como falta desde sócrates uma coisa eu sei que não sei nada não era preciso que nietzsche assassinasse sócrates sócrates já se declara morto antes de nietzsche o aniquilar viver é preparar-se para morrer deixo as ideias correr não estou sujeita à categoria de tempo órgão carne o mefistófeles de goethe ich eu bin sou der Geist o espírito que stehts sempre bejaht sim mefisto é o espírito que afirma a vida com todas as contradições a juventude a paixão carne no contexto do novo testamento significa vida história existência humana carne não se opõe a espírito o verbo se fez carne mefistófeles é eu molly quero que leiam meu nome como uma abreviatura de mefistófeles o diabo é mulher é lilit a primeira mulher de adão diabólica a sedutora lilit sou eu poldy me evita todo o dia o dia todo mas volta e cochicha no meu ouvido que sou sua diabinha não há decálogo que me julgue sou lilit eu nasci antes da lei eu seduzi adão[3] eu o livrei da paixão pelos animais adão é poldy mete em psi mete em mim eu lilit-eva-molly leopold sentado na privada sente um prazer solitário erótico no defecar aí o gozo é pleno porque ele o encontra

---

3. Na transição de objeto a sujeito, Molly cria o seu próprio mundo.

em si mesmo ele é andrógino e é zoofílico quando acaricia a gata eu molly-eva-lilit ele viaja por todos os ambientes por todos os continentes por todas as ruas por todas as luas por todos os lares por todos os bares e não se desprende de mim lilit ele é uma ausência presente retorna à origem ao éden mas um éden que vive em mim lilit símbolo da terra entre mim e a terra não existe diferença entre terra e carne sou todas as mulheres sou penélope mas sou mais que penélope sou penélope mais todas as mulheres que ulisses encontrou na sua tempestuosa viagem sou molly a sabedoria o mistério síntese de tudo o que se deve conhecer e buscar porque sou todas as visões são parciais acontecem em horas determinadas vendo a superfície não se pode ver o interior visão exterior têm os que andam pelo mundo de olhos abertos eu sou eu[4] não interrogo não pergunto por causas não subordino penso no oito deitado o sinal do infinito não pergunto por causas não subordino navego nas frases serenas de homero eu e eu e eu sim porque ele nunca fez uma coisa como essa antes como pedir pra ter seu desjejum na cama[5] com um par de

4. Platão propõe a mulher oca, Diotima. Molly é pré-platônica, plena, mítica, Terra.

5. Se Bloom lhe pediu o desjejum na cama, ele toma o lugar que é dela. Foi ela que recebeu o desjejum pela manhã. Ela dá à solicitação uma conotação licenciosa. Lembra que em outros tempos, fingindo-se de doente num hotel, ele foi servido por outra mulher. Aqui as características homem/mulher se embaralham. Molly recebe na cama a refeição matutina, o marido, outros homens. A cama não é só cama. Fosse, seria indiferente se recebêssemos a refeição na cama ou à mesa. A cama está associada ao repouso, à reprodução, ao prazer. Solicitar a refeição na cama atrai outras conotações. Molly atribui ao marido os seus próprios sentimentos. Justifica em si o que reprova nele. A solicitação não é neutra. Ele a viu traidora. Pede o lugar em que imagina ser traído. O homem surpreende. Nada garante que não venha a fazer o que nunca fez. No leito gera-se a vida e geram-se os conflitos com todas as contradições, a vida sendo, a vida se mascarando.

122 JOYCE ERA LOUCO?

ovos desde o hotel city arms quando ele costumava fingir[6] que
estava de cama cite as armas com voz doente fazendo fita para
se fazer interessante para aquela velha gança que ele pensava que
tinha ela no bolso e que nunca deixou pra nós nem um vintém
tudo pra missas para ela e para a alma dela grande miserável[7] que
era com medo até de soltar quatro miseráveis moedinhas para
seu espírito metilado eu sou eu ela é ela ela é a outra ela está
fora os homens dizem não por isso são inquietos por isso não
chegam a nenhum lugar querem ser o que nunca poderão ser
querem ser deus a inquietação do homem é externa deus é ele é
el quer alcançar o que ele não tem mas o conflito da mulher é
interior a cama é fixidez o matrimônio de ulisses ouvi homens
dizerem não os homens dizem não mas eu digo sim digo sim à
terra sim sim sim homens se atormentam insaciáveis de saber
passo como passa o lugar do repouso para o homem qualidades
que em maior ou menor medida todos temos em nós o lugar do
repouso o sim é anterior ao controle anterior à censura no limiar
entre vigília e sono não o dirijo a ninguém digo sim a mim mesma eu digo eu no sonho não me julgam a poesia amorosa desde
safo nos dá sentimentos intensos mas organizados a poesia pro-
vençal nos dá sentimentos purificados distanciados do corpo a
poesia feminina devolve sentimentos purificados como resposta

6. Começa o jogo da sedução, do conflito, da interpretação. O homem é
um animal que significa. Significa o quê? O mistério que se costuma atribuir às
mulheres caracteriza a condição humana.Bloom em estado de revelação. Não o
Bloom fixo, revela-se a Molly, vemo-lo nessa refração. Molly poderia sentir-se
lisonjeada no papel de seduzida. Sente-se traída. Revela-se em relação a Bloom e
em relação a outra mulher. Signos. E o que se esconde atrás dos signos? A idade
ensina. Ela é Terra, é, produzindo, amando, odiando, sendo.
7. Um é o ponto de vista do sedutor, outro é o ponto de vista da mulher
traída. E o ponto de vista da outra? Este nos falta. Vê-se a realidade aos pedaços.

meus sentimentos por poldy não excluem outros sentimentos me relaciono com poldy outros homens a casa minha filha o mundo fora disso não sou nada menos que uma sombra meus braços minhas pernas minha pele no mundo ser-com poldy peldy milly poldy foi enganado por aquela lambisgóia em vez de socorrê-los em suas dificuldades financeiras ela gasta o dinheiro com missas pela sua própria alma ela é ela nunca será dele pobre coitado fazendo-se de sedutor e ela gasta só consigo mesma o que tem depois de morta gasta dinheiro com sua alma que vá pro inferno pois eu odeio ter discussão[8] na cama ou então se não foi isso foi alguma galinha por aí que ele levou sabe onde ou alguma escondidinha que arranjou se ao menos elas soubessem dele o quanto eu sei sim porque no dia de anteontem ele estava rabiscando uma coisa assim como uma carta quando eu entrei no quarto de frente procurando fósforos[9] para mostrar a morte do dignam no jornal como se alguma coisa me dissesse de fazer ele cobriu a com o mata-borrão fingindo[10] ser negócio e na última vez que ele foi no meu traseiro quando é que foi na noite que boylan deu aquele apertão na minha dá um outro eu só fiz nas

8. Molly odeia discussões na cama porque esse é o espaço da plenitude, e o não da busca. No entanto, discussões acontecem. É a invasão do não (masculino) no domínio do sim (feminino). A palavra distancia. É possível viver sem discutir? Molly discute calada. Bloom a desafia sem falar. No instante em que a superfície não basta, no momento em que se busca o que se esconde atrás dos signos, começa a discussão. Não falam só as palavras. Falam os gestos. Preocupações de Molly: o que diz meu corpo? Como é interpretado?

9. Molly finge a um Bloom que finge. Não são fingimentos os fósforos que ele procura? Nesta ocasião, a discussão não se converteu em palavras. A cena é cinematográfica. Linguagem de gestos. Discussão sem palavras. A mulher que odeia discussão de palavras provoca discussão gestual.

10. A mulher que ele tem nunca será a que ele deseja, inalcançável, sempre distante. Fora de casa ele sonha com Molly, em casa ele escreve à outra.

124   JOYCE ERA LOUCO?

costas dele assim com o meu polegar para dar o troco cantando
a jovem lua de maio está irradiando amor pois ele tem uma
implicância com ele e eu ele não é tão bobo assim ele disse vou
jantar fora mas eu não vou dar a ele essa satisfação de modo
nenhum deus sabe em troca que não vou sempre e sempre usar
chapéu velho a não ser que eu pegue algum rapaz bonitão para
fazer isso pois eu não posso fazer por mim mesma um rapaz
jovem havia de gostar de mim eu ia encabular ele um pouco só
se a gente ficasse eu deixava ele ver as minhas calcinhas novas e
fazer ele ficar vermelho seduzia ele boylan bloom mulvey stephen todos vivem na minha cabeça e no meu corpo é claro porque o que sinto me arde na bunda na ponta dos seios minhas
coxas estão molhadas lábios de fogo ardem nos meus lábios nos
meus lábios língua roça em língua o amargo da boca dele o mel
que vem de lá que me inunda que flui na corrente do mesmo rio
palavra é corpo que entra em outro corpo o contato de corpo a
corpo fricção palavras são pernas e braços e ventres a nadar na
memória sobem todos presentes quentes fascinantes concretos
nesta noite tenho quinze anos e salto em montes como uma
cabra cercada de bodes chapéu envelhece o corpo vivo não renasce nas chamas chamo chamejo chamijo mijo com a ponta
dos meus dedos inflamo estátuas frias derreto geleiras odeio discussões palavras afastam espiritualizam o contato físico espiritua-
liza aproxima funde muitos ventres se fundem se confundem
num ventre só não sou fixa nada é fixo a vida é um rio só rio em
que você navega rio sem idade quinze vinte trinta anos é coisa
de calendário escrita no papel na corrente da vida tenho uma
idade só sou eterna como a terra e como a terra me renovo
abraça-me beija-me penetra-me nós nos pertencemos somos
uma coisa só os invejosos nos querem divididos mas somos um
corpo só nós nos pertencemos como as rajadas de ar na pele

primaveril na lua de maio renasce a vida é claro que ele nunca
que ia achar outra mulher como eu para aguentar como eu faço
quem te ame que te compreenda e ele bem que sabe disso no
fundo da alma dele é olhar para essa maluca que envenenou o
marido porque é o que parece estava apaixonada por outro homem sim é o que se descobriu é claro que certos homens podem
ser tremendamente irritantes para te pôr maluca com sempre a
pior palavra do mundo pois pra quê que pedem a gente pra casar
se a gente fosse tão má já que tudo dá no mesmo sim porque eles
não podem viver sem a gente arsênico branco é o que ela pôs no
chá dele é como isso se chama se perguntasse a ele ele ia me
explicar que vem do grego o que deixa a gente tão sabida quanto antes sou centro sou tudo os pensamentinhos deles levam a
nada sinto logo existo quem pensa são eles e não existem não
resistem morrem de tanto pensar matam-se pensando matam os
que eles ensinam a pensar[11] eu te amo e você não sabe te amo e
te odeio você não pode entender isso eu te aguento você não
sabe você é muito ingênuo para isso contigo é pau pau pedra

11. Embora Molly esteja continuamente preocupada com a sua existência corpórea, ela conceitualiza. Não recorda apenas os fatos, ela os comenta e, de alguma forma, procura ordená-los. Não o faz como um pensador, e nisso ela contrasta Stephen. Ela fica presa ao que experimentou. Podemos ver no monólogo dela a diferença de quem experimenta e de quem pensa. Falta a Molly o padrão metafísico que caracteriza o monólogo de Justine (Sade). Justine balouça porque ideologia e realidade não coincidem. Ingrediente quixotesco. Justine enlouquece, Molly adormece, Stephen reorganiza. Verbalizar não é pensar. Pensar é avaliar, encontrar um sistema de ideias que sustente o vivido. Molly pertence à classe dos que experimentam, não à classe dos que pensam. Stephen, ao contrário, é pensador. Tenta compreender-se na vida individual e no universo. Analisa Shakespeare para compreender-se. A plenitude que Stephen busca não está em Molly, não está em mulher alguma. O saber, a plenitude, está sempre além, domínio do Outro.

126 JOYCE ERA LOUCO?

pedra cerebrozinho isso tudo no seu lugar tudo certinho e vêm as mortes dos ignorantes usam arsênico como se fôssemos ratos ulisses mata os pretendentes da mulher dele porque não entende nada por burrice clitemnestra mata agamênon por burrice ou por inteligência já nem sei lá era matar ou morrer não havia outro jeito eu teria todos os motivos para não te aguentar e te aguento teus silêncios tuas ausências teus bilhetinhos aguento tudo quero teu corpo tua carne penetrando na minha eu não podia me virar com ela aqui ultimamente a não ser que eu trancasse a porta primeiro[12] me dava um desespero ela entrando sem primeiro bater quando eu botei a cadeira contra a porta quando eu estava me lavando por baixo com a luva dá nos nervos da gente então se fazendo de grande dama o dia todo se pondo numa redoma de cristal pra dois de cada vez admirarem ela não posso me desprender do meu corpo mas posso desprender-me dela que saia da minha casa me desculpe milly mas aqui dentro você não pode ficar quero a vida só minha te quero longe um dia você vai entender quando você tiver a experiência que eu tenho a inteligência vem com os anos és muito moça para entender o que sinto corpos se afastam e se aproximam corpos não podem ficar juntos sempre seria a loucura[13] correu pro meu quarto de dormir fingindo ter tinta nas mãos pra lavar com o sabão de

---

12. Molly é no monólogo simultaneamente jovem e adulta. Ela é Terra. Unida à Terra pela flor. *Flower*, fluir e flor. A flor simboliza frescor, beleza, precariedade, exuberância. O devaneio leva Molly à juventude. Stephen busca a aurora do mundo. Molly busca a aurora de sua própria existência. A mulher madura imagina-se nova. No rodar cíclico toca-se a origem.

13. Matriarcado doméstico. Matriarca e filha adolescente disputam o mesmo espaço. A casa é o domínio da matriarca. Como ela não o divide com ninguém, Milly, aos quinze anos, sai de casa. O tempo muda as relações, de filha a rival. A juventude migra de Molly a Milly.

leite que eu costumava usar e a gelatina ainda em volta dele
ó eu ri de chorar dele naquele dia eu o que melhor podia fazer
era não ficar a noite toda sentada nesta joça eles deviam fazer
vasos de tamanho natural para que uma mulher pudesse sen-
tar neles à vontade[14] é claro uma mulher quer ser abraçada
vinte vezes ao dia[15] quase pra se sentir jovem não importa por
quem desde que esteja amando ou seja amada por alguém se
o sujeito que a gente quer vinte vezes eu pensava eu dar uma
volta pelo cais por uma tarde escura onde ninguém me conhecesse e pegar um marinheiro em terra que estivesse quente pela coisa e não se incomodasse pelo que eu fosse só
querendo fazer num portão em algum lugar ou um desses
ciganos de aparência selvagem ou vinte deles[16] o nome não
importa nome parte individualiza particulariza abolir todos
os limites riscar os nomes desindividualizar desejo de uma
posse total e absoluta sem nome que um universo só galáxias
se fundindo com galáxias dividir o afeto com ninguém[17] a
noite que a gente se perdeu e o vigia indo por ali sereno com
a lanterna dele e oh aquela tremenda torrente profunda oh e
o mar o mar carmesim às vezes como fogo e os poentes glorio-

14. Parte do monólogo interior de Molly acontece no vaso noturno. Como no *Finnegans Wake*, o conteúdo do *night pot* (vaso noturno) se converte em
nightplot (*varso nocturvo*). O monólogo interior, que passa pela mente de todos,
torna-se arte em *Ulisses*.

15. Vinte foram os gansos no palácio de Penélope. Vinte são os cavalheiros
que invadem os sonhos de Molly. Ou vinte vezes vinte?

16. Ao contrário das outras espécies, as relações matrimoniais no homem
são regradas (Lévi-Strauss): proibição do incesto, uniões endogâmicas ou exo-
gâmicas. O devaneio leva Molly, enquanto carne, a sonhar com a revogação de
todas as convenções. Molly regressa, no devaneio, à condição pré-humana.

17. Com o desejo de viver começa e termina o romance.

128   JOYCE ERA LOUCO?

sos e as figueiras nos jardins da alameda sim[18] e as ruazinhas
esquisitas e casas rosa e azuis e amarelas e os rosais e os jasmins
e gerânios e cactos e gibraltar eu mocinha onde eu uma flor
florescente da montanha sim vinte gansos desciam da montanha
sim quando eu punha a rosa em minha cabeleira como as garo-
tas andaluzas costumavam ou devo usar uma vermelha sim e
como ele me beijou contra a muralha mourisca e eu pensei tão
bem pedir de novo sim e então ele me pediu quereria eu sim
dizer sim minha flor da montanha meu ganso da montanha e
primeiro eu pus os meus braços em torno dele sim e eu puxei ele
pra baixo pra mim para ele poder sentir meu peito todo perfume
da minha flor sim o coração dele batia como louco e sim eu
disse sim mete em psi e goze eu quero sim[19].

18. O monólogo de Molly termina com sim. No sim não há divisões. Sem
dentro nem fora, nem continente nem conteúdo, real é a ausência de lei, o não-
-senso, sim. O sim de criar contra o sim de carregar.

19. Stephen telefona à mãe, aqui você não precisa telefonar. No monólogo
de Molly você está dentro da mãe, você vê a caótica origem do universo e do
discurso. A linguagem ordenada, legislada, domínio do pai, o instrumento em
que pessoas se comunicam mente. O monólogo de Molly é anterior, atmosfera
em que você respira verdade. 0, 00, 001...

3. RIVERRUN

Desvestigação

Joyce era louco? Lacan é taxativo: a mania reflete-se na última obra de Joyce, *Finnegans Wake*, obra que ele reteve por muito tempo e lhe atraiu a atenção geral. Atentos à declaração do psicanalista, somos levados a rever euforia, vitalidade, megalomania, agressividade, delírios, alucinações, visões, embriaguez, frases truncandas, imagens desconexas, paradoxos, verborragia, dissoluções cronológicas, sobreposições, mitos, sonhos, sonoridade, dissonâncias na assombrosa produção literária de Joyce. *Finnegans Wake* principia no rolar de runas: *riverrun – rolarriuanna*. Circulam unidos início e fim, dominador e dominado, experiências de agora e de outros tempos. Escrita e fala aproximam-se, desdobram-se, multiplicam-se. Runas restauram a sacralidade de falares degradados. A heresia revira o que se apresenta definido: homem e mulher, sagrado e profano, igreja e bar. A narrativa rola. Donde? De um vazio que se arredonda em O, mítica origem do rio Liffey, confundido com Lívia (*to live* – viver). Runas consagram o mistério. Fluir incansável constrói o romance. Num

130   JOYCE ERA LOUCO?

dos capítulos, à margem escrevem os irmãos Shem e Shaun, as notas de rodapé são rabiscadas por Isolda, a irmã. Como ser criativo sem incorrer em heresias? Na linguagem cotidiana, investigamos, dirigimo-nos a outros, divagamos. No *Finnegans Wake*, a ênfase recai sobre o contrário da investigação, impera a desvestigação. A linguagem onírica, na qual *Finnegans Wake* se espelha, não fala a ninguém sobre nada. Assistimos a um sonhar em que o próprio sonhador é protagonista. Escrita, tradução e leitura traduzem a linguagem inventiva. Textos desconstroem e reconstroem. Palavras e nexos convergem, divergem, trabalho interminável como o de Penélope. O discurso romanesco excede sonhador, escritor, tradutor, leitor, intérprete. O romance, a verbalização abundante de um sonho em processo, convoca-nos a um trabalho sem fim. A divisa entre fazer literário e leitura mergulha na bruma.

Buracos apontam o buraco, o primeiro, o inesgotável, real, este alimenta a invenção, a tradução, a versão, o vertido, o verter, a leitura. O jorro umedece territórios. Os nomes se renovam à medida que outras águas realimentam o leito verbal. O vazio, sendo inominável, é fonte sem fim. O nomear é tartamudo, o rio (o *joyceoleto*) flui. Adão e Eva rodam e rolam. HCE está a caminho. Onde? No rolar de runas.

O Impacto

Na experimentação, na invenção, no cultivo de sonoridades, na exploração de regiões obscuras, na rebeldia insistente, o legado bibliográfico de Lacan declara afinidade com Joyce. A simpatia de Lacan pelo ficcionista irlandês escancara portas e janelas em meados dos anos 1970. O psicanalista, aproximando autor e texto, avança transgressivo para refletir sobre o romancista (o homem e a obra). O ficcionista o atraiu aos vinte anos (dezessete na memória imprecisa de Lacan), quando assistiu em Paris à leitura de trechos da tradução francesa de *Ulisses*. Lacan admirou a quebra de normas, a montagem. Leu obras de Joyce, acompanhou o que se escreveu sobre Joyce. Em 1975, a convite de Jacques Aubert, joycista, Lacan falou na abertura do V Simpósio Internacional James Joyce, realizado em Paris. Iniciou no mesmo ano a série de dez lições dedicadas à obra do irlandês, reunidas em *O Seminário, Livro 23 – O Sinthoma*. A prosa de um e de outro é um rio que rola por mistérios. Indefinições desafiam, inovam, aludem. Lacan, herege convicto, desconstrói, divaga, solicita paciência, inventa. De repente aforismos se erguem como ilhas. Interpretar não se restringe a escavar territórios promissores, significa provocar colisões para a eclosão do inesperado. Declarações deliberadamente vagas, prenhes de saber e sabor, reclamam atenção vigilante. O fluir da escrita joyciana progride nessa e em outras leituras.

Falsopasso

Atento à frase que abre *Finnegans Wake* (*riverrun past Eve and Adam's*), Lacan sobrevoa o Gênesis bíblico. Deixa entrever o "haja luz", palavra que ronda abismos, que ilumina. O neoplatônico Longino apontou como sublime o texto bíblico despido de requintes retóricos. A voz originária pode ser áspera como a misteriosa explosão que inaugurou o universo, Lacan a quer verbal, distinta da natureza comandada por leis evolutivas. A palavra criadora vigora soberana, inventiva, não difere da música. Criador e criatura confundem-se na invenção. Ao contrário dos sons emitidos por outras espécies, nascem mundos da boca de quem fala. *Parlêtre* (fala-ser) antecede, atribuir nomes às coisas vem depois. A palavra se faz carne e a carne se faz palavra. Dizer é agir, sou na ação. Palavras abrem buracos no silêncio, rasgam veredas do real ao dito. Palavras dividem céus e terra, noite e dia, mares, continentes, luminares, determinam a emergência de seres múltiplos, variados.

Joyce lembra em *Finnegans Wake* que a história do mundo está escrita em camadas geológicas, as runas do universo. Derrida entende que a escrita precede a fala. Se consideramos escrita o espaço que se abre entre uma palavra e outra, a teoria da precedência gráfica não conflita com a verbal. Para Lacan, fundamentado na teoria dos conjuntos, o primeiro dos significantes (S_1) indica o conjunto vazio (saco vazio). Surgem simultaneamente o 0 e o 1, Lacan apoia-se na matemática de Cantor. O primeiro significante busca o segundo (S_2). A palavra enoda emissor e receptor, significantes enlaçados e multiplicados ao infinito. Os significados (ou significações) nascem da metonímica sequência de significantes encadeados e do salto a outro nível, a metáfora. O símbolo, presença de uma peça quebrada, assinala, desde a antiguidade helênica, o fragmento ausente. Significantes simbolizam ausências e pactos.

A unidade de Adão e Eva, expressa em *Madam*, palíndromo sugerido na primeira linha de *Finnegans* Wake, funde o macho e a fêmea. Eva, a mãe da humanidade (*Madam*), precede como *Evida* (Èvie). Levada pela escolha herética (*herético* deriva do verbo grego *haireo* – escolher), os passos de Eva, atraída por veredas misteriosas, levam da inocência à exploração, ao exercício da inteligência. Eva se move da proteção à incerteza, ao espantoso, ao variável, ao múltiplo, às pedras, aos insetos, aos répteis, aos espinhos. Lacan refere-se ao episódio com jogos verbais que lembram Joyce. Eva dá um passo em falso: *faux-pas*, foneticamente igual a *faut-pas*: não se deve – *falsopasso, pas* (não) e passo (*pas*) têm a mesma origem: *passus, ne... pas*: nenhum passo. Eva elege caminho não prescrito. Em andança transgressiva, a mãe da humanidade encontra uma criatura estranha, a serpente falante. É uma epifania. Entenda-se por epifania a manifestação inesperada eclodida no cotidiano. Ergue-se um sujeito que fala, ou a fala que funda o sujeito, uma outra voz, voz que corresponde a lugares escondidos na própria Eva, ela enfrenta a serpente, desejante e objeto de desejo. A voz estranha vem de dentro ou de fora? Como sabê-lo, se na realização do desejo dentro e fora se confundem? Imagem e voz atraem, a serpente seduz.

Diante da epifania serpentária, as nádegas de Eva, sinédoque de outras emoções, contraem-se (*serre-fesses*), o corpo freme. A observação é do herético Lacan. Ele brinca com o eco *ser/pent* em *ser/re-fesses* (A *ser*pente ousa *faz-ser* contrações). Na exposição do psicanalista, relato bíblico, reflexões teóricas, sonho, sentimentos reprimidos se misturam. O criador fala em Eva, fala em Adão, fala na serpente, fala no universo nascido da fala. A fala multiplica-se em falas, em significações. Palavras abrem leques de sentidos. Eva entra no jogo da fala, da sedução. A sedução esconde, exprime, significa. Seduzidos andam em busca de sentido. Adão entra na fala sedutora de Eva. A serpente – rebelde – pergunta: vocês não podem comer frutas de árvore alguma? Eva conhecia declarações, ordens, proibições, essa é a primeira pergunta. A epifania serpentária revela que palavras podem dizer o que não é. Contesta Eva ao interlocutor: Podemos comer das frutas de qualquer árvore, menos das frutas da árvore que fica no meio do jardim, a árvore do conhecimento do bem e do mal, a desobediência provocará a morte.

Eva não sabia o que significa desobedecer nem tinha experiência da morte, bate no mistério, na proibição. O que falar com Adão se a ignorância de ambos era a mesma? Eva descobre o prazer de informar, de conversar, de investigar, de experimentar, de procurar, de achar. A mãe de nós todos ouve outra versão da-

134 JOYCE ERA LOUCO?

quilo que tinha por verdade: As frutas de que você fala não são mortíferas, no dia em que vocês as provarem, os olhos se abrirão, e, iguais a Deus (ou aos deuses), vocês aparecerão versados no bem e no mal.

Eva está entre duas declarações, esta é a primeira contradição. Como não escolher? Onde está a verdade? O que é bom, o que é mau? Eva descobre que a linguagem não está presa aos objetos. Com a fala podemos revelar e ocultar. Sabe-se uma coisa e diz-se outra. A ligação entre palavras e coisas é arbitrária. O instrumento verbal abre e veda acesso. Entre uma coisa e outra, entre um falante e outro, entre eu e mim, palavras.

Dado o primeiro passo em falso, não há mais como endireitar caminhos. A serpente dá a entender que o jardim não é tudo. O mundo é maior do que as fronteiras em que está confinado o casal. Eva, não tendo Adão a seu lado para orientá-la, cai na rede da heresia (da escolha). Decidida a afastar-se, como não a atrairiam espaços sem limites? Abalada por declarações opostas, ela resolve observar o objeto em discussão. Que outra opção lhe resta? Eva percebe que a fruta é formosa à vista. Surge o sentido palatal, estético. Estético é o corpo, os sentidos abrem os olhos, aguçam o paladar. Como poderá ser mau o que parece bom? Desponta a diferença entre parecer e ser. A fruta atrai pelo aspecto, pela promessa. O fruir agita o corpo, Eva decide *faz-ser* o que mandam os sentidos.

Léxicos e Ilexicais

Eva, a herege, desaba em si mesma, cai no labirinto da linguagem, das imagens, das impressões, das ideias, das coisas. Por séculos, descendentes da mãe universal discutem a relação entre o manifesto e o escondido. Eva treme sem entender a ameaça da morte, a serpente acena com o sabor, com o saber. Buracos levam a outros buracos, esburacada é a vida, esburacados são os embustes, a fala, a escrita. Atentos à pergunta de Freud: *Was Will das Weib?* – a mulher, o que quer? – prosseguimos na busca. O desejo feminino busca o gozo (*juissance*) em duas direções. Antes de aventar filho, Eva sonha saber. O saber sobe ao sabor de horizontes que se movem, o corpo inteiro (mente, pele, carne e ossos) deseja, o desejo borbulha no sangue. O jardim já não é tudo, além, muito além de fronteiras, seduz um saber de sabor excedente. No jardim ela foi posta, ultrapassar fronteiras é escolha, heresia. O belo que brilha na fruta sobreleva árvores, parques, seres. O desejo da mulher é erótico, herético, ilimitado. Eva ouve outra voz, a voz do Outro, busca o gozo do Outro, descobre a distância, o sofrimento, o amargor, a falta; *sin,* o pecado, contamina descendentes, todos. Correta foi a advertência: a fruta que guarda o segredo do bem e do mal leva à falência, à morte. O desejado decreta a precariedade dos que buscam.

Num abrir e fechar de olhos, trazido pela magia do sonho, Adão se aproxima da infratora. Eva estende-lhe a fruta, partilha com ele o que viveu, o que sentiu, o que sabe, o que não sabe, o sabor, a inocência perdida. Eva oferece-lhe o que ela não tem, o que ela não deveria ter tocado, a maçã, a falta. Adão, inocentemente ofuscado pela oferta, prova a fruta que lhe roubaria a plenitude (o falo). A partir desse momento, Adão passa a falar a língua herética de Eva. Faltosos e falidos, Adão e a mulher vagam não-plenos, perdem-se nus, desprotegidos, em labirintos. *Madam* rememora o passado paradisíaco, perdido. A aproximação de faltas não suprime a falta, a natureza perdida. Para Adão e Eva – falhos, faltosos, falidos, separados da natureza – relação sexual não há. Se o filho é o falo da mulher, o objeto desejado se afasta, elege hereticamente o seu próprio caminho, o filho saúda a mãe de longe, adora-a de longe. Com dor terás filhos. A dor compreende a luta fratricida que rouba a vida de Abel.

Poderia considerar-se plena Eva diante da grandiosidade que se alarga diante de seus olhos espantados? O sedutor arranca a mulher da inocência, do sono, haja vista *A Bela Adormecida*. Eva, a mulher que sabe, distingue-se de *la-fêmina* (*la-femme* – a-mulher, mulher única, poderosa, plena) que ficou no paraíso, plenitude mítica, inocente. A-mulher não existe, existem mulheres não plenas: seduzidas, carentes, desejantes, mortais, produtivas, produtoras.

Adão e Eva, interiormente divididos, abismam-se estilhaçados, proferem discursos esburacados, camuflam, mentem. Saídos da inocência, advém a dor. O veneno da serpente, admirada e combatida, atua no sangue, nos sentidos, no cérebro. Adão (o que vale para Adão, vale para Eva, para a humanidade) herético, dotado da faculdade de escolher, debate-se entre o sim e o não, o belo e o feio, o bem e o mal. Adão, pretenso detentor do falo, falha, desfila falido. Quedas encadeiam-se. Com escoriações, fraturas, edemas, pústulas, vem o empenho de escondê-las, proliferam sintomas: dores, suores, palpitações, pesos, tonturas, vestes, negaças, negações, sonhos, pesadelos, devaneios, delírios, falas, nomes, dúvidas, indagações... Sintomas – eles se constituem quando sentimos, quando pensamos, quando desejamos, quando falamos, quando fruímos – escondem a dor, adornam a dor, embalam a dor, afagam a dor, ritmam a dor, fingem a dor, saboreiam a dor. Sofro o sintoma, fruo o sintoma, vivo o sintoma, crio o sintoma. Sintoma é o que mostro aos outros, é o que os outros veem em mim. Quem se aproxima de mim para me devassar bate em sintomas. Joyce encena o conflito em *Finnegans Wake*. Joyce é o sintoma, a obra é o corpo, o sintoma de Joyce.

O Elefante e o Rio das Runas

Quem interpreta mergulha no rio das runas que revestem e impregnam o universo. Contemporâneos de Joyce começaram a desvendar os segredos do instrumento que nos permite divagar, pensar investigar e falar. Para Ferdinand Saussurre, fundador da linguística, o código abriga as convenções que fundamentam a troca de palavras. Os homens poderiam ter eleito imagens visuais, preferiram, entretanto, a expressão verbal. O sistema linguístico funciona como um jogo de xadrez. A fala individual afeta a língua (a do grupo, a de todos). O significante, união de um conceito e de uma imagem verbal, é expressão sonora. O signo liga um conceito (significado) e uma imagem (significante). Arbitrária é a relação de significantes e significados.

Roman Jakobson, preocupado com atos de fala, destaca fatores e funções. Um emissor dirige uma mensagem a um receptor sobre um referente em determinado código. O emissor exprime sentimentos (função emotiva), dá ordens (função conativa), a função fática lhe permite examinar o funcionamento do canal de comunicação, a mesma palavra provoca reações diferentes (função conotativa), a expressão voltada sobre si mesma gera a função poética, se a fala é sobre fala aparece a função metalinguística. O linguista redefine ainda metáforas e metonímias. A metáfora leva fatos de um plano a outro. Se digo "o sol nasce" atribuo a um fenômeno astronômico noções observadas em seres vivos. A metonímia dispõe unidades no mesmo plano, narradores criam mundos com a disposição seletiva de ações, imagens e ideias. Lacan incorpora metáfora e metonímia para explicar operações do simbólico (a linguagem).

O signo de Charles Sanders Peirce une significante e significado. O referente é exterior ao processo de significação. In-

138 JOYCE ERA LOUCO?

terpretante é o elo entre dois signos. Signo 1 – a imagem de um móvel, signo 2 – cadeira, um nome, 3 – interpretante: cadeira é um móvel de quatro pés e encosto. A semiose (cadeia de signos e de interpretantes não conhece limites), o que é: quatro, pés, encosto, móvel? Se você perguntar a metafísicos, a fenomenólogos, a cientistas e a psicanalistas: "o que é um objeto?", terá respostas discordantes. Quem interpreta recusa sentidos impostos.

Em consonância com os linguistas, Lacan distancia significantes de referentes. A palavra "elefante", proferida em Paris, refere-se a paquidermes distantes. Elefante, de conotação múltipla, sugere transporte a uns, alimento a outros, exotismo a espectadores europeus. Palavras passam a valer pela sonoridade, unidas a outras geram surpreendentes significações. Lacan, ao contrário de Saussure, não prende significantes a significados. O significante, acontecimento psíquico, só adquire significado ao confrontar-se com outro significante. A aproximação de significantes gera o universo das significações. Interpretação é interpenetração, afirma Lacan, significantes procuram significantes; em sequência metonímica, significantes – seduzidos por brilhos (objeto *a*) – buscam outros significantes; chamados pelo Outro (*Autre, A*), produzem e se reproduzem. Imaginário, simbólico e real atam-se e se desatam, andam e desandam, encadeados como os signos de Peirce. Continuamente redefinidos, termos coíbem antecipações. Palavras empregadas por Lacan individualizam-se no lugar em que aparecem. O parricida Lacan assassina o pai a todo momento; na ausência do pai, ataca o nome do pai, varre os nomes do pai; fascinado pelo real, abala o simbólico, transgride a lei onde quer que se estabeleça. A lei (o nome do pai) resiste afrontada.

Não espante que do Livro 23 de *O Seminário* retornemos ao Lacan das origens. A construção do pensamento lacaniano não dispensa etapas e descobertas. A visão retrospectiva solidifica os últimos avanços que desembocam na prosa inventiva de Joyce. Os *Escritos* e os livros do *Seminário* nos oferecem um Lacan móvel, herético, estético, umedecido pelo Liffey joyciano. Fixa é a pornografia, a escrita de Lacan é antipornográfica. Sem o amparo tranquilizador da relação sexual, ruma ao infinito.

A Demanda do Santo Graal

Recorde o cálice do sangue de Cristo recolhido por José de Arimateia, relíquia escondida nas florestas da Europa por fugitivos da Jerusalém arrasada por Tito, acrescente esperanças de felicidade terrena ou celeste, andanças esperançosas de eminentes aventureiros, e você terá a lenda do Santo Graal, inventado por almas piedosas e elaborado por escritores e poetas. Esvazie o vaso venerado, erga-o como objeto desejado a alturas insondáveis, e aparecerá o grande Outro (*A, Autre*) lacaniano, atentamente examinado no Livro 5 de *O Seminário,* você verá no Outro o lugar em que se concretizam projetos mirabolantes, antigos e recentes, *Nondum* (Ainda não) é o nome que essa paragem sonhada recebe no *Finnegans Wake.*

Chrétian de Troyes (1135-1183), ficcionista protegido por Filipe de Flandres, conta no romance *Parceval* que o herói, único filho de uma mulher solitária e pobre, penetrou, quando adolescente, na floresta ao tempo em que as plantas florescem. O brilho divino de guerreiros em andanças fabulosas o chama a uma vida de aventuras. A mãe, embora viúva de um cavaleiro, roga ocupação mais sensata. Por que lutar pelo bem num mundo corrompido, império de maus? Os ímpetos do jovem são mais fortes do que as lamúrias maternas. A partida do candidato a trabalhos memoráveis deixa a mãe desfalecida junto a uma ponte. A vitória sobre o Cavaleiro Vermelho e a conquista das armas são títulos valiosos para a realização de notáveis aspirações. Depois de instruído nas artes da cavalaria, Parceval renuncia os ensinamentos da mãe e passa a cultivar a sedução, a economia de palavras, o socorro a necessitados, reverência a Deus, além do correto manejo das armas. Com a rápida assimilação das virtudes exaltadas, Parceval, abrilhantado por façanhas memoráveis na procura persistente do Santo Graal, é recebido na legendária corte do Rei Arthur. Inflamado pelo desejo de alcançar o Graal de seus sonhos, o cavaleiro atravessa vales, montanhas, abismos. Ausente em paradeiros fabulosos, o Graal aparece em conversas, em relatos, em devaneios. A angústia de Parceval não é sem objeto. Sem o desejo de achar, Parceval não arriscaria a vida, não entraria em batalhas legendárias. Êxito é o objeto da angústia de Parceval. Graal, nada refletido em nada, dá sentido aos feitos, à vida. Montados em cavalos alados, começamos a explorar o espaço sideral em procura do Santo Graal, guardado em algum planeta paradisíaco. Se vozes que falam do Graal silenciassem, o mundo pararia, se o Graal aparecesse, o mundo pararia também. O desejo de atingir o inalcançável levanta o braço do lactante em direção à Lua. Além da queda, além do bem e do mal, além do prazer e da dor, lugar simbolizado pelo Santo Graal, acena o rosto da mãe que nos seduziu na infância. Cabem no Outro todos os ideais, sem excluir as essências platônicas. Como discutir justiça sem a Justiça, modelo de todas? O Outro acolhe as estruturas elaboradas por Lévi-Strauss e o Deus cartesiano, garantia da inteligibilidade do mundo. O Outro eleva-se acima de todos os sujeitos e os ampara. Graças ao Outro, falantes se comunicam.

Aquém do alvo (Graal), restam objetos, múltiplos, pequenas e grandes alegrias: vitórias sobre gigantes, sobre adversários aguerridos, recompensas por feitos inusitados, noites com mulheres memoráveis, rainhas, princesas... Lacan reúne todos os objetos num objeto só; por não lhe caber rosto nem nome, o psicanalista o chama de *objeto a* (derivado de *autre*), objeto outro, abrigo de outros, de muitos, objetos que adiam o alvo (Outro), objetos que flutuam sobre o sem sentido, o real.

A busca de aventuras é reprimida por mandamentos domésticos que atraem o filho a uma vida segura. A desobediência provoca o desfalecimento da mãe e a ruína de vozes prudentes. Rebelde, o filho da viúva pobre submete-se a outros princípios, os mesmos que nortearam a vida do pai morto. As aventuras de Parceval se realizam em nome do pai, em lugar do pai. Parceval representa o eu produzido para atuar na esfera da realidade, acima dele acena o Outro, o Santo Graal, com promessas e evasivas. No *Finnegans Wake*, HCE, o homem que a caminho está, busca o Graal em terras distantes, em mares, nas sedutoras correntes do Liffey.

A advertência de que o dinheiro gasto em viagens espaciais à procura do Graal no caminho das estrelas estaria em melhores mãos se aplicado em projetos de eliminar a fome bate em ouvidos de mercador.

A distância entre o sujeito amordaçado e o Outro desejado fere a existência. O Outro não existe, Ítaca não existe no poema de Kaváfis. Mesmo que não exista, Ítaca dá sentido ao trabalho, à dor e à alegria de todos os que a buscam. O Outro ex-siste, vive em nós. Fernando Pessoa homenageia Ulisses, decantado fundador de Lisboa ainda que nunca tenha estado lá, Drummond tenta abrir a porta que não há, quer ir a Minas, e Minas não existe mais.

Você faz um traço, o rosto do Outro aparece no vazio, na superfície vazia. No Outro cabe tudo o que é distante: o "Sou o que Sou" revelado a Moisés, o Deus de Abraão, Isaque e Jacó, a mãe que nos amou. O Outro está na aposta de Pascal. Quem, na verdade, está em jogo é o próprio apostador, os que apostam ganham sempre, nunca se perde quando tudo já está perdido. Freud distinguiu objeto e alvo. O alvo se converteu em Outro na linguagem de Lacan. O objeto freudiano (*a* lacaniano) é mais do que a imagem vista no espelho, não imita realidades experimentadas, aponta fulgores de objetos perdidos. Limitados desde o momento em que nos conhecemos, somos acolhidos pelo grande Outro, esfera em que convivemos e nos comunicamos. Você atesta o pequeno *a* nas aventuras de Orfeu. O cantor perdeu inesperadamente a mulher, picada por uma serpente. Inconformado, munido da lira, o artista parte ao reino de Hades (o Invisível) para resgatar a amada. Enquanto anda, saltam objetos das cordas vibrantes, o semblante da amada invisível. Encantado, o Invisível devolve a dama ao solicitante com a condição de que ela o siga à iluminada superfície da terra sem que Orfeu volte o rosto para averiguar o cumprimento do contrato. Inseguro, Orfeu rompe o acordo e vê Eurídice submergir definitivamente nas brumas que sobem do invisível. No instante em que o cantor duvida da eficácia do talento, a beleza esculpida pelos sons desaba em nada. A ruína de Orfeu não vem de fora, das Mênades enfurecidas. As sacerdotisas de Dioniso dilaceraram um aventureiro que já se aniquilara a si mesmo ao suspeitar da eficácia da arte, sentido da vida.

No espaço entre o desejante e *a*, de nada a nada, acontece a fala, soa o canto, desenvolve-se a ficção. Aflitos como Orfeu ou Parceval, buscamos objetos perdidos. Cantando e narrando compomos canções, construímos poemas, escrevemos romances, máscaras de vazios, palavras, imagens e sons a girar em torno do vazio, semblantes. O vazio é causa de ação, vazio é o destino. A voz do Outro, meta do saber, brota do silêncio, impõe tarefas. Apagam-se os rastros que deixamos, páginas escritas esfarelam nas estantes, monumentos viram pó. Infinitas são as vias, infinitos são os andantes e o jeito de andar. *Finnegans Wake* termina num sopro, *the,* ou em *a,* primeiro e último alento.

RIVERRUN 143

Semblantes delineiam-se sobre o fundo vazio: letras de Joyce e de Lacan rondam o bolor, o real, repelem-se, confrontam-se para ousadas invenções. Angústia.

O Verso e o Reverso

Lacan distingue *perversion* (perversão) e *père-version* (*pai-versão ou parriversão*). Perverso, o chefe da horda apossou-se autoritariamente das mulheres. Os filhos rebelados, parricidas, guerreiam o tirano, tomam-lhe os privilégios e a vida, sem desprezar a força que o distingue. Desaparece o pai, mas não o culto ao pai, o amor ao pai, o ódio ao pai, a admiração. Internalizado o pai através do culto, aparece o pai do nome em lugar do nome do pai opressivo. O pai do nome (pai dos nomes) nomeia, sulca os cursos do discurso (simbólico), atua na força do sinthoma. A parriversão é a versão do pai criativo que tomou o lugar do pai perverso, opressor. O perverso nega a falta, exibe o que não tem. Idólatra de uma religião solitária, só dele, o perverso ergue, em lugar do Graal, o cálice que está à mão. O parriverso nega para afirmar, ergue-se na força do pai faltoso, constrói a partir da falta. O filho herda do pai um falo falido. Lacan, indagativo, passa do falo que falta ao falo falho, precário, com força de produzir uma realidade diversa da oferecida.

Na desvalorização do pai, Jacques Lacan coincide com James Joyce. Já em 1938, Jacques amplia para a sociedade ocidental a debilitada imagem de Alfred, seu pai. Distanciando-se de Alfred, causa de seus sofrimentos infantis, Jacques Lacan volta-se ao *nome do pai*, conceito elaborado pelo psicanalista. Esta informação nos vem de Elisabeth Roudinesco. Vale para Jacques o que psicanalista procura em James.

Teríamos a mais antiga parriversão na *Teogonia*? Hesíodo atribui o desenvolvimento do mundo à castração de Urano (o

Céu) – tirânico, opressivo, injusto. Urano, mutilado por Crono, filho seu, devolve à Terra o falo arrebatado na separação. Do falo, tombado nas águas, nasce Afrodite, deusa misteriosa, instável e mortífera como as ondas do mar. Nem Eros lhe resiste. Vemo-lo infantil, submisso a ela desde o momento em que se ergue sedutora e poderosa do úmido elemento tempestuoso.

Parriverso foi Telêmaco, ao sentir-se no dever de assumir as tarefas de Ulisses, o pai desaparecido. Descontente com o matriarcado tímido, saudosista, conservador de Penélope, sua mãe, o parriverso arrisca a vida para reavivar uma ilha estagnada há vinte anos. Em homenagem ao herói de quem não tem notícias, ousa inventar, fazer, ser.

Parriverso apresenta-se Homero ao valer-se dos recursos dos cantores que o formaram e os supera. Cego, Homero compensa a mutilação cantando. O autor da *Ilíada*, inovador, ironiza divindades ociosas, apura as características de heróis humanos, concentra a narrativa na fúria do jovem guerreiro Aquiles, explora a sonoridade das palavras, aproxima nas comparações o que a observação separa. Na tragédia *Édipo em Colono*, Édipo, o antigo dirigente de Tebas, enfraquecido e de olhos vazados, repele os filhos que o procuram, obriga-os a descobrirem meios para governarem sem o amparo do pai, decrépido, inválido.

Escrever, projeto vazio, é tarefa infindável. O escritor parriverso, permanentemente insatisfeito, produz o que ainda não é. Incitado pela angústia, perdido numa floresta de significantes (ritmos, sons, palavras), provoca a emergência do inaudito, do interdito. O escritor inventivo não é o falo, mas tem o falo, exerce o falo, abre caminhos, explora veredas. Em lugar do nome do pai, a construção de um nome, de muitos nomes, nomes que se renovam a cada lance, a cada leitura. Fálica é a falta e a fala. Palavras rolam, complicam, acoplam, multiplicam, fluem no leito aquoso ao mar sem fim.

A prosa de Joyce mata o autor, metonímia do pai. Em lugar do estilo único, florescem os múltiplos estilos do *Ulisses*. HCE – o homem a caminho, pai universal – renasce na força de quem faz. *Finnegans Wake* transforma o conteúdo do vasos noturnos (*night pots*) em *nightplots* (*varsos nocturvos* – a obra de arte). O narrador parriverso versa, transversa. Na sonoridade das frases joycianas ressoa a musicalidade serial.

Lalíngua

Lacan, citando de memória, afirma (se a transcrição está correta) que, no primeiro capítulo de *Ulisses*, Joyce almejava helenizar, injetar a língua grega. Quem, na verdade, manda helenizar é Buck Mulligan, um estudante de medicina que acusa Stephen Dedalus do crime de matar a mãe. Mulligan comporta-se como tirano. Objeto de helenização seria a Irlanda. A natureza diversifica-se até alcançar o fora-da-natureza, a língua, universal até à torre de Babel, a serviço de um ditador, Nimrod, o construtor da fortaleza gigantesca, desafiadora. Vem a maldição, a divisão das línguas. O sistema linguístico (*langue*) conhece vários níveis de generalização: o conjunto de todas as línguas, as línguas indo--europeias, o latim, as línguas neolatinas, a língua portuguesa. Os esforços de Chomsky, empenhado em construir uma gramática universal, não prosperaram. Lacan recusa o método de Chomsky por excluir infrações, por ignorar o falante. Instaurado o multilinguismo, ditaduras persistem. Toda língua preserva tendências imperiais, arranjos consagrados reprimem preferências particulares, perturbações emotivas. O sujeito entra sujeitado na comunidade dos falantes. Observadores vigilantes condenam infrações.

James Joyce julgava Lúcia, sua filha, genial, sem perceber que estava sujeita a uma linguagem imposta, telepática (na opinião de

146 JOYCE ERA LOUCO?

James), anulação da criatividade. Refratário a sujeições, escrevia James, inovador como poucos. Rebelado contra tiranias, Joyce desarticula a língua inglesa, imperial, para robustecer a língua literária, invenção e reinvenção sua. Lacan aproxima a espontaneidade verbal joyciana à linguagem com características da língua nativa. James Joyce recupera a vitalidade da língua brotada dos lábios da mãe, que, misturada com a espontaneidade da expressão infantil, transformada pela inventividade adulta, origina o que Lacan designa *lalíngua* (*lalangue*) joyciana. Nas manobras de Mulligan, helenizar significa tiranizar. A língua helênica foi imposta pelo imperador Alexandre Magno, helenizador no Oriente e no Ocidente. O que o império de Alexandre Magno foi na antiguidade, o Império Britânico é nos tempos de Joyce. Aproximando-se da rebeldia joyciana, Lacan recupera a antiga grafia *sinthome* contra *symptôme*, grafia helenizada.

Expressão dos sentimentos, da dúvida, das invenções, falar volúvel, de surpresas e escolhas, Joyce provoca a heresia até o recurso individual, a expressão infantil. Vigora a força, o élan vital: *elanguescência*. O neologismo *lalangue* (*lalíngua*) evoca *lalein*, falar cotidiano em grego. As mães são as primeiras mestras. O falar espontâneo, terno, herético desde Eva, vem delas. Nunca entramos duas vezes no mesmo rio. O fluir que passa pelas runas não se deixa represar, *lalíngua* é sempre outra. Os primeiros balbucios inauguram novo universo. Na língua literária o fluir se acelera. A escrita inventiva é falante, subversiva, demite mestres e se demite. Repetir é subordinar-se ao sistema, o autor é destronado por suas próprias criações. Joyce exaspera o processo a ponto de o texto se arvorar estranho aos próprios leitores de língua inglesa. Philippe Sollers declara que, depois de Joyce, a língua inglesa não existe mais. Lacan acrescenta que ela tinha pouca consistência, o que não significa que seja fácil escrever em inglês. A consistência de uma língua apoia-se em monumentos sólidos, em princípios autoritários, recolhidos em gramáticas e dicionários. Escrever o previsto é não escrever. Nunca será fácil escrever quando se trata de romper resistências, dizer o que ainda não foi dito, propor soluções vigorosas. Toda escrita rebelde desestabiliza sistemas. A tradição de grandes escritores flexibilizou a língua inglesa. Ninguém se aventurou às ousadias de Joyce. Já em Homero a língua helênica não existe mais, não existe como instrumento de comunicação. Desinstrumentalizada, a epopeia homérica vive, vitalizada pela mania das Musas. *Lalíngua* é órgão ativado por força estranha, rebelde. O novo mina o consagrado. Como comunicar-se num sistema que é sempre outro? Em lugar da comunicação, a invenção. Já que a língua nos sustenta, reinventa-se quem a refaz. Rebeldes fraturam, fragmentam, fruem. *Lalíngua* é fábrica de dizer, força de múltiplas formas de ser. Ela é mãe, matriz. Joyce, na sucessão de obras, acrescentou algo que deveria suscitar *elanguas* (*l'élangues* – neologismo criado por Philippe Sollers), línguas elásticas, vigorosas, literárias.

Elanguescente é a língua animada pelo élan de renovar. O élan literário vigora rebelado contra dicionários, gramáticas, estilos. *Elativo* chama-se o caso da flexão nominal que indica movimento de dentro para fora, como "saiu da casa" em finlandês – *elatus*: extraído, levado (*efferre*). De *elativo* derivamos *elação*, movimento de um conceito a outro, de um livro a outro. Elativo é o texto que deixa o museu de monumentos consagrados para acolher invenções desamparadas do olhar consagrador.

O leitor alterna o lugar de espectador e de ator. Em vez de acompanhar o que acontece, o leitor faz acontecer. Jacques Aubert, estudioso de Joyce, é leitor, entusiasmo (ardor) lhe vem do poder de inventar. Ardor impregna a arte. Joyce inflama leitores. Lê Joyce quem se inscreve no processo criador. Freud é lido por

148 JOYCE ERA LOUCO?

Lacan, leitor guerreiro, adversário de imitadores, aduladores, interessado em vanguardas, admirador da rebeldia de Joyce.

Joyce não enoda o imaginário, afirma Lacan no último capítulo de *O Sinthoma*. Avancemos cautelosos na enigmática prosa lacaniana. "Joyce" poderia ser o escritor e não a obra. Examinaremos a primeira hipótese no fim. Em *Finnegans Wake*, se ouvido como ópera, notadamente no breu da meia-noite, a sonoridade verbal elide visões. A sonora pomba da paz abafa retumbantes estrondos bélicos da guerra napoleônica parodiada: *com um piupiu um gluglu um piguipagui de seu bicobaqui e um flic flac ruflo seus paxilampejos pactos arcados irisceles, pica daqui, pica dali salta saltita mais-que-bonita.* (*FW*, 11.10-13). O som sobreleva imagens, risca conceitos, devasta sintaxe, reveste a cara hedionda do real, estampado nos escombros. Isso não impede que o imaginário rasgue a silenciosa sombra da noite:

Ato: mimoshow. *Clousup*. Protagonistas.

Homem de touca, na cama, à frente. Mulher com grampos, atrás. Desnudos. Vistos de perfil. Prima posizione di harmonia. Phale! Hein? Ah! Ação, xeque. Mate. O macho reveste o leste felino da fêmea. Homem, olhar em amorvimento, expressão bustial, piscicadelas, omoplatas paralelíbidas, pondus gazhômetro, exibe rábia. Negócios. Rúbio rudo, tronco larmênio, pelo preto, tim pina, parrudo, episcopálido, incertos anos. Mulher, sentada, fita teto, feição lupina, nariz pintudo, boca paca, peso pouco, exibe medo. Tez tostada, serva núbia, fosseta nasal, buço baço, retaca, ecclesia libera, sem anos. *Closeup*. Ação! (*Finnegans Wake*, 559. 17-29)

Instalado em lugar proibido, vendo sem ser visto, o narrador, *voyeur* (o protagonista?), expõe a cena. Ação? O que se vê é esboço de ação. O movimento amoroso (*amorvimento*) se detém antes do fim. A voz de xeque-mate, truncada, incitada pelo busto, pela besta (*bustial*) é contra o bispo pálido (*episcopálido*); o membro viril não obedece à voz de comando, a ordem (*Phale!*) perde força mágica, fálica. O olhar da retaca desnuda – de nariz *pintudo* na falta de pinto – perde-se insatisfeito no vazio, esbarra no teto. Caem certezas, artifícios encobrem a queda. O relato recolhe pedaços de posições, de interrogações, de exclamações. A perplexidade inibe. Imagens desarticuladas e sobrepostas evocam quadros de Picasso. O negócio não anda, desanda. Relação sexual não há. A relatação vem imprecisa, esburacada, falida. Este, como todos os episódios de *Finnegans Wake*, não passa de uma *fatuografia*. O imaginário não poderia girar solto na prosa cinematográfica de Joyce. A elaboração de *Finnegans Wake, work in progress,* penetra, em seus últimos anos, na revolução do cinema sonoro. Tanto na ópera quanto no cinema, som e imagem progridem enodados. O sinthoma enoda real, simbólico e imaginário.

A queda abre, em *Finnegans Wake,* a história da humanidade. Eva, caída, inaugura o espaço das perplexidades, retratado no episódio de Circe no *Ulisses.* Os filhos de Eva, nascidos no mundo dos conflitos, da injustiça, da desordem, erram apátridas (*unheimlich, homeless* – sem *Heim*, sem *home*), sem lar. Inventam-se mitos para explicar dores, para aplacar dores, para fruir dores. Começa a história de perguntas e respostas, semblantes que fomentam o prazer de perguntar.

Descartes – rejeitados mitos, fantasias, ficções – afronta dúvidas com uma certeza buscada em si mesmo: "Penso, logo existo" é axioma de rigor matemático para devolver a tranquilidade, para recuperar a confiança em si mesmo, para promover o desenvolvimento ordenado da sociedade, do pensamento e do trabalho. Lacan, declarando esse lugar, o eu, artificiosamente construído, sintoma, aprofundou a queda. Respondendo a Descartes, afirma o psicanalista: Sou onde não penso. O sujeito (expresso em *sou*)

150   JOYCE ERA LOUCO?

deseja (antes de pensar) num lugar misterioso, sujeitado, aprisio-
nado, oprimido, reprimido, prendem-no imagens, família, linguagem, gramáticas, códigos, costumes, ética e estética. Sujeito
(*hypokéimenon, subjectum*) é o que está embaixo, o que se ergue e,
ao erguer-se, aparece, peculiariza-se. O sujeito não é, ele se faz no
dizer, no agir, a cada confronto o sujeito se refaz, levanta-se outro
diante do outro, de outros; não sendo dizível, o sujeito é mostrável;
apontado com o dedo, a todo momento é outro.

Parto-me, mim é o retrato de mim. Não me reconheço no
relato de mim, no retrato de mim, na imagem de mim, a verdade
não está no que digo de mim, no que outros pensam e dizem de
mim. Em lugar da verdade, a variedade, a meia verdade, a mentira
com sabor de verdade. Quero falar, e a língua me trai, quero que
me expliquem a letargia, a dor, desejo que me devolvam a autonomia, a alegria. Moldado do humo, sou homo e me rebelo.

Antes de ser a mulher de Adão, Eva é vida (*Evie, Evida*),
vida anterior a todos os nomes, a todos os seres, vida que se
confunde com o ser, com a vontade de ser, com o real, força criadora (esplendor divino) que pervade tudo. A heresia se levanta
contra a regra, contra o estabelecido, sintoma. Para seguirmos a
argumentação de Lacan, em lugar de *sintoma*, deveríamos dizer
symptoma – symptôme – grafia helenizada, expressão da cultura,
da opressão, do controle, exclusão. Adversário e autor do sintoma (*symptoma*), ergue-se o *sinthoma;* rebelado contra sintomas,
sistemas, sanções, o *sinthoma* singulariza-se na santidade herética, na invenção. Lacan funde, em *sinthoma*, São Tomás de Aquino, homem, *sin* (pecado), *Sinn* (sentido). O *sinthoma* localiza-se
na passagem do humo ao homo. *Sinthoma* é santidade escondida
no real, vontade de poder, de artificiar, de humanizar, de dizer,
sem travas, sem trevas, sem rei, sem lei. A vontade de fazer se
desvenda como habilidade, como saber fazer. O sujeito demanda

o outro, o suposto saber, esse movimento não leva a um saber já constituído, mas a um saber fazer, um saber que é sabor, que é fazer, produzir, movimento angustiado, propelido na autonomia da escrita. O real, o indizível, o humo, alimenta o *sinthoma*. A construção do sentido (*Sinn*) acontece no simbólico, lugar em que floresce o sintoma. O real ameaça o sentido, sacode o simbólico. O não-sentido antecede o sentido, subverte o sentido, entra sorrateiramente no sentido para que a nomeação herética se robusteça, para que a invenção literária aconteça. A força que vem do real faz o sinthoma andar, proliferar (*déplacer le sinthome... le multiplier*). O sinthoma gera o sintoma, abala o sintoma, opera no sintoma, é a vida do sintoma, o que permite dizer *sint(h)oma*. Tomemos *sinthomadaquin*: *sinthomasdaquino* (São Tomás, mas de Aquino). O andar errante; herético, manda ir além de Aquino, localidade do Lácio, donde procede São Tomás. O sinthoma comparece na enunciação, na invenção, produção expandida além de limites previsíveis, inalcançável. A claridade (*claritas*) está no vigor, no colorido das palavras e das cores, no fluir sem fim tanto da variedade joyciana quanto de quaisquer textos inventivos. É na efervescência do real, no emergir de palavras, no florescer do ser, que a *claritas* esplende, esplendor da santidade (epifania), força que irriga raízes. Lacan assiste ao espetáculo, pratica-o. A santidade espanta Joyce, Joyce espanta Lacan. O espanto, ao afrontar as fronteiras de Aquino, fulgura em Dublin, cidade de Joyce. A distância no tempo e no espaço renova o ato criador. A inventividade joyciana traduz os sentimentos políticos irlandeses, a luta pela liberdade, a vontade de transformar, de provocar o existir autônomo. Contra a opressão, onde quer que ela se manifeste, a invenção. De Aquino a Dublin, de Dublin a Paris, inventividade, proliferação, eleição, heresia. Lacan, adversário de mentes petrificadas, de sequazes medíocres afundados na terminologia de Freud, progride, iluminado por Joyce, no contínuo reexame de conceitos, na produção verbal, na heresia. A nomeação de Adão, dos filhos de Adão, herdeiros do poder de nomear, a nomeação, ainda que global, é deficitária. Entre a bactéria e o pássaro, nomes, aquém da bactéria e além do pássaro, nomes, inesgotáveis são os nomes, interminável é a tarefa do fala-ser. Nomes, exaustivamente repetidos tendem a definhar. O sinthoma ativa a invenção. Na multiplicidade universal, vigem relações impostas. O fala-ser, hostil a vínculos ditados por modelos, recusa hereticamente padrões, o saber fazer reinventa aproximações. Se a procriação automatiza relações, para o fala-ser relação sexual não há, a originalidade proscreve relato (*rapport*). O homem, mais que natureza, recusa o natural. No sinthoma reside o artista: exilado, fora da lei, ilegal, ilexical. O sintoma, instalado no simbólico, aplaude a consistência, a língua ordeira, convencional, autoritária. Há em todos os tempos um discurso do mestre ou mestres que discursam e dizem o que devemos dizer, discursos universitários que nos ensinam como devemos pensar; na ética, na estética, na economia e na política instalam-se mestres, enodam. A linguagem comunicativa, comandada por ideais (imaginário), concatena emissor e receptor. O sinthoma quebra nós (saberes, estruturas, autoritarismo, sequências) que, para a conveniência da comunidade, algemam imaginário, simbólico e real. O sinthoma mantém a vida na insegurança, no improviso, na criatividade, na circulação. O estruturado comporta-se como senhor escravocrata, o sinthoma desenvolve-se como escravo rebelde até romper algemas, desideologiza, instaura *elanlínguas* (*l'élangues* – élan de línguas), que exprimem, que renovam, no fluir, no ser. O sinthoma, *amural*, derruba muros, fratura o discurso do mestre (a língua oficial), toma o lugar do mestre, sustenta unidades partidas, enoda. A consistência de uma língua se caracteriza pelo rigor de leis que selecionam palavras, comandam a sintaxe, regem flexões. Escritores inventivos, em busca de ar para respirar, minam o rigor. A obra literária, redigida num idioma estranho, soa como não dirigida a ninguém, não comunica nada, convoca para a invenção. A notável tradição literária inglesa abalou a consistência do idioma. Joyce foi além, acrescentou o que o sistema linguístico não previa. Ao desautorizar verdade (*verité*) consentida, o sinthoma propõe a varidade (*varité*), convergência de variedade e verdade. Joyce define a rebeldia com evoluções do jogo:

> Mas qual foi o jogo em sua caótica bolsa? É só tembo em seu tumbo ou pilipili em seu pote depimenta? Saas e taas e especiarias bizaas. Mas onde raios fez seus ensaios? Antes da batalha ou depois do baile? quero sabê-lo de fresca fonte. Aposto meus pelos que vale a pena buscar! Agita, vá, vá! Este é um grande filho da truta! Eu te prometo, vou fazê-lo valer. Não estou dizendo talvez. Nem avento prováveis. Espera atenta e ouvirás a verdade. (*Finnegans Wake*, 209. 10-17)

ALP (Anna Livia Plurabelle), vida de beleza plural, de contatos infinitos, transgride limites, universaliza o jogo. *Tembo* e *tumbo* bailam num giro de sons. Em *pilipili* ecoa a originalidade de *lalíngua*, expressão infantil. Pimenta e outras especiarias condimentam (*qondimentem – qu'on dit ment*) a língua. O caos instabiliza a sintaxe. Como entender a partida sem conhecer o jogo? Não se pergunte pelo paradeiro do sentido, vige a energia da verdade, o real sem sentido. A velocidade borra a nitidez, indefine limites, provoca o assombro do caos. O jogador veloz desorganiza planos táticos. Competidores hábeis revigoram-se no tumulto. Como compreender o jogo de palavras, de conceitos? O que, enfim, está em jogo? A desestabilização é patente. Misterioso é o objetivo. Da partida adivinham-se vagamente as regras, regras entram no jogo, mudam no jogo, mudam o jogo. Daí a perplexidade. Comparável

154 JOYCE ERA LOUCO?

ao que ocorre no movimento das cartas ou na bolsa de valores, no jogo de ALP circulam riquezas. O jogo produz, reproduz, projeta, excita. Filho da truta (ou da puta) é o nascido fora da convenção conjugal, o móvel e rebelde inventor, HCE, o homem que a caminho está, o misterioso inventor de charadas, grafadas em runas. A truta, sinthoma, revigora a vida.

A língua inglesa é sintoma (*symptoma*) na medida em que oprime o idioma nacional, gaélico, combatido pelo invasor. O conflito entre sinthoma e sintoma autoriza-nos a perceber combate entre irmãos, como o de Shem, o escritor, e Shaun, o divulgador. O sintoma (a língua inglesa) oscila, atacado pelo sinthoma (fazer literário). A guerra provoca feridas, mutilações, acréscimos, neologismos, anacolutos, hibridismos, solecismos no corpo da língua do dominador. Joyce busca significantes em muitas culturas: a irlandesa, a inglesa, a católica, a grega, a chinesa, a judaica... Os significantes, arrancados dos seus referentes, entram em inesperado processo de significação. O romancista transgride convenções, funde palavras, aproxima imagens. Quem lê Joyce entra num processo interpretativo interminável.

Ao ler *Finnegans Wake*, mesmo o anglófono percebe que a língua inglesa não existe mais. HCE (*Here comes everibody – o Homem a Caminho Está*) sem características definidas, andante que se define, indefine-se no andar, avança como sinthoma para atacar sintomas. O sinthoma não aniquila o sintoma. Sintoma é a presença do ausente, sintoma é mensagem, carta, rosto, imagem, aparência, símbolo, semblante, sintoma é nossa maneira de ser, de estar no mundo, sintoma é o modo de a arte ser, é corpo, obra, enigma oferecido a interpretações. Sem a ação do sinthoma, a história é pesadelo, penoso como a vida dos encerrados nas quatro paredes sartrianas, ou como os trabalhos infernais do Sísifo homérico, recontado por Albert Camus (*O Mito de Sísifo*) para aflitas multidões de agora. Desamparados do sinthoma, infernizamos a vida. Produtores de semblantes, não cessamos de escrever. Se parássemos, soaria o temido discurso que não é da ordem do semblante. O Sísifo desperto trabalha, inventa, escreve para não sumir na sombra mais densa que a pedra.

Desiluzão

A proibição de provar o fruto da árvore do conhecimento bate na ignorância de Adão. No estado de inocência, um sonho, como poderia Adão entender? Elevando-se acima da condição animal, o homem projeta sua própria realidade, nada, fonte de angústia: inquietude, um leque de caminhos, possibilidades infinitas. Da angústia advém a ruptura, o salto para a condição humana. Indeciso entre o comer e o não comer, Adão desperta para a liberdade. Como resistir ao desejo de experimentá-la? A angústia, tormento de confinados, levanta o braço de Adão ao fruto sedutor. Saber, sabor, dor recompensam o gesto rebelde. Abertos os olhos, o infrator descobre o desamparo, a culpa. O ato de Adão, indivíduo e espécie, afeta a humanidade, argumenta Kierkegaard. Atento ao dinamarquês, Sartre dirá: minha conduta é ética quando faculto ação minha à humanidade.

"Morte" – palavra misteriosa, apavorante – atordoou os ouvidos de Adão, aventureiro do salto para a liberdade, vertigem do homem debruçado sobre si mesmo, temeroso do abismo. A liberdade abre os caminhos da história, individual e coletiva: rebeliões, rupturas, dúvida, decisões, erros, culpa, descobertas. A oposição eu/outros, nula no sonho, acontece na vigília. Só conhecemos a inocência depois de perdida.

Se, no lugar de Adão, surgisse um indivíduo sem passado nem futuro, findaria o desdobramento. A multiplicação amplia o espaço da angústia. Sexuados, conduzidos pelo desejo, buscamos a síntese. A síntese anularia a história. A pluralidade impera.

O instante é o lugar em que se abre o leque da pluralidade sem limites. Anelos engendram destinos. A dúvida solicita oráculos. A resposta oracular, ambígua como o destino, floresce no enigma. Enigmas geram enigmas. Enigmáticas desdobram-se palavras, períodos, textos, livros, bibliotecas... Decifradores de enigmas produzem enigmas. Intérpretes proclamam o infinito das interpretações.

Se fosse anjo ou animal, perfeitos no estado em que se encontram, o homem ignoraria a angústia. Síntese de ambos, move-o a angústia. Escola de possibilidades, a angústia salva do triunfo (ilusório) e do suicídio, aniquilamento de todas as possibilidades.

Sem esperança, definhamos. A dialética platônica esbarra nas fronteiras do finito (o Bem, o Belo, a Justiça, a Virtude). A angústia dissolve essências, escancara o nada. Quanto mais profunda a angústia, mais aguda é a experiência da condição humana. Só a subjetividade angustiada dispõe a possibilidades sem limites. A liberdade antecede o destino. A angústia verdeja em abismos interiores. A insuficiência não é decretada por normas, tribunais, opinião pública. Angústia e medo não se confundem. Lacan, leitor do pensador de Copenhagen, reinterpreta, depois de Freud, a angústia para a psicanálise. O sujeito do consciente, o cartesiano, volta-se para fora, atraído pelos fenômenos do mundo, o sujeito do inconsciente, movido pelo desejo, responde aos apelos do Outro, a mãe idealizada e onipotente dos primeiros anos. Objetos iluminados pelo Outro (Nada) brilham chamativas no caminho ao inalcançável.

Em *Finnegans Wake*, Isolda (Izod), no papel de sedutora, atrai com um enigma. Seduzido é Shem, o escritor.

Tudo o que ela queria dizer soava como um dourado angu, tudo o que ela queria dozer sempastava como um soberbo doce de ameixa. Era de ficar surda pelo fato de ele ser tão mudo. Se ele ao menos phalasse em lugar de fitar como se o tivessem alvejado nas costelas e ele não se preocupasse com isso. Ainda que eu esteja entupida de turfa, não sou uma vagabunda do brejo.

– Sofres de pétrea-bremite-aluada?

– Não

– De ardentes-cálculos-infernais?

– Não

– De róseas-pérolas-tesmaneanas?

– Não.

Perdeu.

Pra fora da egreja, *Glugg*! Adiante! Aguça os ouvidos, *Glugg*! Adeus! Meia-volta, *Chuff*! Adeus! *Chuffchuff* é interiormente puro. Tudo vai bem nesse mundo. Entretanto, ah, lúgrimas, quem será as dores dela? Ela tinha prometido surgir aos olhos dele. Que provaria a pureza dela. Isso, porém, está tão afastado, tão apartido, tão alijado. Jerry pelos gêmeos. Alibi. Partido. As flores todas, todos os musgos pendem pandos sobre a corrente plácida. Botões aos borbotões, chorões choram. O perológrafo, o perológrafo a ressoar, não sabia se devia rir, se devia chorar. Sempre pensas sobre águas das Carolinas, as Dinas contemplam seus próprios doces traços.

Pobre Isa sentada na desiluzão tão luzca no fusco; seus brilhos baços ao toque do vento sem a leveza que sabem os cisnes. Ei, lassa! Por que luz tão desiluzida a pobrepatética Isolda? O cavalheiro de seus sonhos esfuma-se frio. Queira Isoldarizar-se.

Se estiver algures, ela lá estará para vê-lo. Se estiver nenhures, ela lá historá também. Se ele se fizer filho de S. Francisco, ela será filha de Sta. Clara. (*FW*, pp. 225-226)

O enigma, na pantomima do capítulo ix de *Finnegans Wake*, ocupa o espaço entre a luz e as trevas, entre o sono e a vigília, entre a vida e a morte. A luz brilha no território da Eva paradisíaca, *La-fêmina* (*La-famme, A-mulher*), confundida com o feminino mês

lunar – Isolda (Izod) e suas vinte e oito companheiras – esconde-
-se além do visível. Shem (Chuff), o escritor, vaga nas sombras,
perdido na floresta de suas próprias criações. A pluralidade o distancia do paraíso. Na porta da bem-aventurança proibida levanta-
-se a espada inflamada do Arcanjo Miguel, Shaun (Glugg), seu
irmão. Shem, o exilado, expelido como um ovo (*eggspelido*) da unidade paradisíaca, foge aflito. Perseguem-no os enigmas de Isolda.
Se o desgarrado decifrasse um deles, voltaria à paz que precede a
angústia. Ofuscado pela dança feminina de cores, Shem se debate
atordoado pela variedade. As perguntas o deixam perplexo. Cada
uma das respostas malogradas – presas ao luar, a pedras, a fluxos,
a pétalas de rosa – levanta barreiras à vontade de aproximação.
Shem, seduzido por Isolda – misto de mãe, irmã e amante – cons-
tata que não existe união viável; nas palavras de Lacan, não existe
relação sexual.

O sofrer de Isolda – passagem das trevas à luz, lugar reser-
vado a Eros na ficção de Platão – é irremediável, ela chama o
desventurado. Fosse Isolda só luz, a relação com as trevas estaria perdida. Como poderá o seduzido atingir a sedutora, síntese
de todas as cores, silêncio além dos nomes? Isolda insiste na
solução de um enigma que nunca poderá ser resolvido, a insis-
tência do escritor é inútil. Aberta está a fonte das lágrimas que
umedecem os prados em que aflitos pastorejamos. Daí a *desiluzão* (luz insuficiente). Anelante de uma luz indefinível, Shem
se desgarra na angústia. A sedutora, névoa e noiva no sonho do
escritor falido, evoca tempos felizes, anteriores a separações e
fugas, soterrados na inocência infantil. Éramos doistão felizes!
Assim foi em outros tempos. Agora interpõe-se o papel, recurso
oferecido a separados, traços comparáveis aos do rosto de Cristo
estampado no lenço de Verônica. A escrita desterra. Isolda estende mãos intocáveis.

O espetáculo é dirigido, não pelo deus da guerra, mas por *El guerra* (*He war*), o deus-guerra. A luta, travada no divino, agita o universo.

Dissolvidos o pai e os nomes do pai, desfeitos os nós, descemos ao pai dos nomes, o criador, o escritor, sensível à fala espontânea, enraizada no real, *lalíngua*, fonte do nomear, do ser, do *fala-ser*, do enodar móvel, da sequência narrativa, índice de relação adiada.

Quark

Fala-ser (*parlêtre*) – acolho associações da língua portuguesas – evoca *falecer*. No falecer, mundos tombam, retumbam. No passo em falso de Evida (Eva + vida), vai-se a plenitude, o poder. A perda faz falar, *fala-ser*, ser na fala. Falecer é a falência, fala-ser é a emergência, o falo que, embora faltoso, manuseamos quando fazemos, falamos, escrevemos. O ente falha, falece, no fala-ser a vida floresce. Fala-ser e falecer convivem em conflito de vida e de morte. O falecer se abisma no real e do real o fala-ser renasce, transita, transgride.

O ser advém no corpo e na fala, no corpo que fala. O corpo fala, o corpo é fala, a fala é corpo, gozo. O *fala-ser*, distinto do élan vital, comanda, ativa a fala em que flui ser, fala que refaz o nomear criador, fala que origina e ilumina o verso, o reverso, o universo. Haja vista o discurso que flui na consciência de Bloom depois da partida de Gerty no episódio de Nausícaa.

Vozes exclamam. A exclamação surge das sombras, eclode no corpo da fala, abala a fala, suspende o encadeamento, subverte falas, culturas. Sem exclamações, sem cor, sem dor, sem ardor, neutra, de um só tom é a fala do comunicador. Na comunicação vale o que se diz, desaparece quem diz. O comunicador fala por ditado,

160 JOYCE ERA LOUCO?

repete o que lhe foi dito, não acrescenta nem tira. No comunicador o fala-ser falece.

Seres naufragam, respiram. O ser embala a fala, embebe a fala, fala na fala. Analisam-se falas, mas o que se busca cintila no silêncio, entre uma palavra e outra. A fala esbarra na vírgula, no ponto, na exclamação, na interrogação, nas reticências. Pelos intervalos, pelos silêncios, pelas vacilações, pelos tombos – *nós* – busca-se a fonte, o ser, matriz do falar, do falir: a do analisante, a do analista, a do poeta, a do leitor. Deem-se ouvidos a Xerazade, viva enquanto fala. A associação de falas abre meandros, palavras que engendram palavras, palavras que anunciam auroras, palavras lavradas, palavras de outras lavras. Fala a fala, fala o falo, o falo que me faz falar, falhar, falir, produzir.

Prófugo da história, dos fatos conectados, do sentido imposto, James Joyce escreve *Finnegans Wake*, um sonho brotado de suas próprias entranhas. Como Nuvoletta, somos o vapor que sobe de correntes úmidas em manhãs ensolaradas, frágeis como as cores do arco-íris. Menos que lixo, alimentamo-nos de devoradores de lixo nas reflexões de Bloom. Indizível, impensável, sem lei, sem ordem, real é a morte. No fala-ser desponta o fruir. Frui o ser, frui o corpo, fruem corpos. O fruir borda as bordas, voz do além, de estepes ignoradas, supostas mais que vistas, voz saudada nas respostas, nos responsos.

Vem a palavra, a mais misteriosa do *Finnegans Wake* misterioso, *quark* (p. 383), vem e resiste a todas as interpretações, vem úmida de água anil, anelante. Soa no abraço erótico e herético de Tristão e Isolda. *Quark* se confunde com o canto das aves (cisnes, andorinhas, gaivotas, matracas, jaburus, arirambas), com o marulho, o barulho abafa sussurros, cicios, lábia débil de lábios sedosos, pencas de beijos. Vem donde? Da narrativa dos narradores, convergente, divergente, contradita, contraditória. Narrar o quê? O interdito, o inarrável, a relação que nunca poderia ter acontecido. Aconteceu? Tombam a dama, o paladino gaélico singular, o leal, a lealdade. Treme a coroa, o mestre, o rei Marc. Resta o ruído, a sintaxe quebrada, a mistura de falares, o espanto, o prazer de dizer contra a obrigação de transmitir, a ópera de Wagner – do *quark* (real), ao *parlêtre*.

Nuvoletta

Quem fala diz a verdade? Ora, *Qu'on dit ment* – o que se diz mente, condimenta. A declaração é de Lacan. A verdade dorme no silêncio, espreita no real, no sem sentido: assexuado, ilimitado, mudo. Condimentemos o *Qu'on dit ment* francês com tempero local, Qorpo Santo, dramaturgo revolucionário, resultado: *Qondimente*. *Qu'on dit ment*. A língua, corpo repleto de furos, é tirano falido. No real reside o excepcional, a santidade, o poder de ser, o poder de vir a ser no poeta, Qorpo Santo. Perversos natos, mentimos quando alegamos dizer a verdade, falamos a verdade quando mentimos e o fazemos com vigor, com prazer. Falar sabiamente encobre ignorâncias. *Mentilidade* (*mentilité*) evoca mente sábia e mentirosa. Mentirosa é a língua, a língua nos faz mentir. Dizendo verdades ou mentiras, misturando verdades com mentiras, nós nos exprimimos. A expressão é verdadeira e falsa. *Qondimente*: o dito mente porque encobre, mesmo que não queiramos esconder. A verdade vigia no desejo, no desprezo, bate à porta do engano, aporta na mentira. Por que não insistir no jogo verbal? Falamos *condizentemente* (*mente*: desinência do advérbio e flexão verbal do verbo mentir). Se ousarmos incorporar joycianamente recursos da língua francesa sem perturbar a fonética portuguesa, diremos: *qu'ondizentemente*.

O *homo sapiens* mistura saber e sabor. O sabor do fruto proibido despertou o paladar de Adão e Eva, provocou o saber. Enten-

162 JOYCE ERA LOUCO?

damos provocar como chamar para fora. O sintoma, aflito atenuador de conflitos, encobre a falta (*sin*), aguça o sabor, atua no labor, na dor de quem sabe fazer. Comparemos dois aventureiros: Ulisses e Shem. Ulisses é o *homo explorator*, Shem (em *Finnegans Wake*) é o *homo scriptor*. O *homo explorator* quer saber, o *homo scriptor* compõe palavras, rompe palavras, derruba e ergue arcabouços verbais. Artistas, impelidos pelo saber fazer, repelem repetições. Que o dito mente é fato: artifício, artefato. Artefato é corpo, artifício especular e verbal, obra imaginária, confluência de verdade e mentira, produto condimentado de quem sabe fazer.

Wirklichkeit, realidade atuante, é obra do saber fazer. Saber fazer e não saber fazer confluem. Saber fazer é fazer sem fim. Joyce não desvenda o que já sabe, o que outros sabem, Joyce inventa, quebra regras, indefine conceitos, transgride, formula perguntas sem resposta. Negação da negação, o saber fazer nega o não saber, nasce do real, realiza o real, a fabricação do sentido vive ameaçada pelo não sentido. Os muitos estilos do *Ulisses*, as palavras que indefinem no *Finnegans Wake*, palavras que geram palavras, celebram o objeto *a*, semblante em que esplende o vigor da invenção. Raízes múltiplas quebram a unidade da palavra e sustentam a variedade cíclica. O saber fazer propõe, sucumbe no não saber e se regenera, em lugar da obra acabada, o *work in progress*, a obra em andamento, revigorada na leitura.

Quem ignorais esta noite, signora e senhor? (*FW*, p. 126)

A resposta propõe mestres, a invenção desautoriza mestres. O saber fazer (*savoir-faire*) acontece na montagem, nas imagens, nos sons, na sobreposição de Oriente e Ocidente. O que precede, Adão ou Eva? O casal rola na relva, no rio, na noite enluarada, na aurora, no ocaso. Abaladas rodam relações: igreja e taberna, esquerda e direita, Marco Aurélio (imperador sábio) e Cômodo (filho perverso, escória). A variedade rola na linguagem, nas runas (*riverrun, rolariuana; sinthomeroule, sinthomarrola*). A narrativa retilínea demanda um fim, a narrativa circular gira achada. Advém a circularidade associativa de tempos, de espaços – dança. Gira o universo, gira o texto, giram contextos. A repetição projeta variedades infinitas. HCE é o pai que vem, que marcha aquém do fim, vem em rios, em raios, em ruínas, em runas.

O *Finnegans Wake* narra o episódio de um navegador norueguês que contrata os serviços de um alfaiate dublinense, o qual, embora se esforce, não corresponde à demanda do freguês, de corpo deformado. A arte faz do alfaiate um *artfaiate,* que no recortar, no costurar, no inventar, lembra as artimanhas do narrador. Convergem e se misturam muitas sequências: as inscritas nas runas do universo, as relatadas por aventureiros, as montadas por ficcionistas, por historiadores, por sonhadores, por mitógrafos. Estilhaçadas, elas compõem um aventureiro dos mares do Norte. Como acolher esse corpo exótico, exuberante numa unidade obediente a princípios aristotélicos? Insuficientes desfilam a linguagem, as conexões, as associações, as convenções. As invenções de *Finnegans Wake,* como as de qualquer semblante, atestam a habilidade do artista. A complexidade da encomenda testa o saber, ameaçado pelo não-saber.

Saber fazer difere do produzir em série. Toda linguagem criativa é herética. Caem solidez, unidirecionalidade, hierarquias. Dédalo não avança em alturas ensolaradas, seu domínio é a terra, regiões íngremes, penumbras. Dédalo não reproduz, inventa: instrumentos, artefatos, labirintos. O artifício distingue o *homo faber,* que, inventado o fazer letrista, não cessa de escrever. Todo saber vem contaminado de não-saber e transcorre no experimentar, no descobrir. Não acontece no já sabido, no dito, no feito, triunfa no provocar, no despertar, no afazer. Escrever é o saber que se realiza na palavra: cortar palavras, lavrar palavras, abrir palavras, parir palavras, cruzar palavras, montar palavras. Afrontam-se expressões constituídas, tirânicas, opressivas. Isso nos leva ao falo – palavra que Lacan aproxima de sua origem grega, *phallos* (vara, cacete, golpe desferido) – para demolir e para erguer. Falo e significante convergem em verga, divisão e corte. A função fálica do significante erotiza o eu ferido (o Sujeito barrado, o A barrado – fendidos), erotiza a progressão metonímica no deslizar significante. O falo sustenta o prazer de narrar, de impelir o desfile significante de fatos, do saber fazer.

No sexto capítulo de *Finnegans Wake*, Rapomposo e Uivas, engalfinhados em conflito de séculos, não reagem à sedução de Nuvoletta, uma nuvenzinha de formas femininas, inutilmente empenhada em chamá-los para os encantos da beleza. Ferreamente presos às delícias da luta, aos interesses exclusivos de cada um, são arrastados por feiticeiras sombrias para o reino escuro.

O saber fazer compreende o desfazer. O sentido esbarra no não-sentido (o real), nasce do não-sentido, sucumbe no não-sentido. Sem o não-sentido, nenhum sentido veria a luz. Sem espaços vazios não há movimento. Assombra o vazio da última página, o saber fazer avança na leitura. O leitor que sabe fazer desfaz para refazer. Leitores emergem das trevas, encantados com o bailar de Nuvoletta, entram no baile das palavras, das imagens, dos sons. Revivem corpos construídos e solicitam reconstruir. O leitor que entra no jogo da reconstrução sabe fazer.

Amoródio

Não se confunda escrita e alfabeto. A escrita antecede o alfabeto, a cerâmica, o pergaminho, o papiro, o papel. O processo da escrita (escrita em processo) risca rochas. As *vrunas* (verbo + runas) do universo sustentam traços, divisões, classificações. A voz que estoura nas trevas do cosmo (*vozmo*), fonte de outras vozes, vem depois. Antes da fala, a fenda, o significante. Lábios se descerram, o mundo se faz voz, a voz se faz mundo. Escrever é estender uma camada de escrita sobre outras até a mais antiga sobre o corpo vazio.

Damos com a cicatriz impressa no ventre, aprendemos a escrita na pele, nos músculos, nos ossos. Espaços, traços, abismos marcam distâncias – vigor da escrita. Frustrações ferem, sonhamos com a unidade perdida, desejada depois de partida, depois de partidos. Além das separações, além da escrita, a totalidade sem fendas, sem nome, real – o real.

A primeira imagem construída é a do corpo refletido no espelho, imagem feita de esperanças, projetos e sonhos. De eu a mim, a fenda, o espaço, a escrita. A criança frui ao descobrir os orifícios (boca, olhos, narinas, ouvidos, ânus, uretra). Imagens, sons, volumes, fluxos deliciam o corpo ao entrar e sair. Ao procurar, descobrir, perceber, produzir, somos, lucramos, fruímos.

O sujeito equilibra-se desejante entre a realidade e o real. A realidade (nome derivado de *res,* coisa) nos surpreende entre coisas. O fruir rola contra o aniquilamento, o fruir acontece no salto metonímico de uma coisa a outra, de um significante a outro. Com significantes fantasiamos fantasmas, instáveis como nuvens. Fantasmas nos devolvem imagens do pleno, imagens nos fazem fruir. Atravessamos imagens e fruímos, passamos. Imaginamos, pensamos, inventamos. O infinito (Outro, *Autre, A*) nos chama para o fruir sem fim. Vibram o corpo e o espírito. Traços, caminhos, monumentos, prédios, livros, sinfonias, filmes assinalam passagem. Avançamos e lucramos. *Jouissance* vem de *gaudium,* o pleno poder sobre, o fruir de ser, de dominar.

Como Ulisses preso ao mastro (a vida), ouço vozes, música de sentido. De *jouissance* navegamos a *j'ouïs sens*: ouço sentido. Se não me agarro às coisas, arrebatam-me as ondas, precipitam-me no abismo: o sem-sentido, o real. As Sereias cantam e contam o que é, foi, e será, epopeia sedutora e distante. O navegar distancia a promessa de saber, o fruir acontece no lugar em que os remos fendem o espelho das águas. Amarras são símbolos, simbólicas são fendas, significantes, pele, papiro, papel, remos, runas, restos, em que nos agarramos para sobreviver ao apelo de profundidades temidas. O sobreviver confere prazer, o encadeamento faz fruir, fugir. No canto das Sereias soa a voz do Outro, presente como apelo para o fruir não desfalecer. O fruir contra a dispersão, o desgaste, o vazio. Desfalecemos quando nos fazemos coisa entre coisas. Coisas não lucram, não logram, não gozam, não vivem, não fruem.

Palavras abrem caminhos, não a verbetes dicionarizados, mas a sonoridades inventadas, encadeadas, passos necessariamente únicos, travessias, passagens. No caminho do *não* ao desejado, o corpo estremece no fruir (*jouissance*), experimentamos *amoródio*, tradução de *hainamoration*: *haine* (ódio), sobreposto a *énamoration* (enamoramento). O ódio separa, o amor junta. No exercício de separar e juntar fruímos. Fusão é morte. Joyce vivia num mundo sonoro. Soavam cordas, metais, buzinas, roncos, estrondos, palavras. O romancista acolhia sons antes de indagar o que sons querem dizer, jubilava com os que saltavam na escrita. Os capítulos de seus romances se organizavam como cenas de ópera. No episódio das Sereias, em *Ulisses*, o saber fazer devasta o simbólico e dos destroços compõe a fuga. Na escrita de Joyce a verdade esplende na variedade. Recolhe restos, não para de escrever.

Ilegível? Ilegível é Homero. Ilegível é Sófocles. Ilegível é Shakespeare. Textos legíveis não precisam ser lidos.

O Seximosaico (Finnegans Wake, 107.08 – 35)

A primeira escrita (*scripture*) é a fenda originária, responsável pela divisão inaugural, multiplicada em traços riscados na pele da natureza e na superfície branca da página. Da escrita nascem grafos, gráficos, diagramas, ideogramas, letras. O grafo (*graph*), sendo proteiforme, faz-se poliedro, vivo, cambiante, um só com muitas faces. Da fenda ao grafo, do grafo ao poliedro, do poliedro ao inumerável. De um corpo proteiforme, as formas são imprevisíveis. Poliédrica, proteiforme é a produção literária.

O empenho de classificar leva da proliferação da escrita à fome dos intérpretes, distribuídos em duas categorias: o *alphabetteiro* ingênuo (*naif alphabetters*) e o *entomofilubricista* (entomologista+lúbrico/entomophi*lust;* Lust, desejo). Como se comportam eles diante de HCE?

Voltado à superfície, o alphabetteiro ingênuo dá personalidade a HCE. Apresenta-o como puro deliquescente recidivista, ambidestro (possivelmente), esnobe (provavelmente), nariz arrebitado e bossa. Como deliquescente, HCE pode assumir todas as formas imaginárias. Por ser recidivista, volta ao que foi (a queda). O alphabetteiro ingênuo elabora conceitos precisos. A dúvida, entretanto, como se vê nos advérbios, afeta até caracterizações ingênuas. De um alphabetteiro ingênuo é o título: *Sensacionais Aventuras de Duas Piranhas e a Queda do Banana.* (106.21)

O entomofilubricista conta com mudanças. Sabe que a natureza produz quimeras, espécimes novos surgidos de enxerto natural. Para o entomofilubricista (*Entomófilo* é a planta que atrai inseto [*entomos*] para ser polinizada), HCE é um Oriópolo (caçador de Órion), eterno insatisfeito, atraído – pensa nos insetos – por elementos contraditórios como o sal e o açúcar, por deuses e por carícias noturnas, que agem como fórceps, braços que trazem à

168 JOYCE ERA LOUCO?

vida. Seduzidos (insetos, investigadores, leitores) polinizam. Para o proteiforme HCE, a realidade é complexa, múltiplas são as vozes. Proteiforme mostra-se HCE no momento em que tentamos agarrá-lo. Mantendo aberto o caminho a todas as formas, capturado, ele já é outro. Proteu tem saber, não tem o saber. O grafo prometeico nos leva de uma forma a outra em transformações sem fim. O grafo é proteiforme. Como grafo, HCE impregna textos. Textos, entomófilos, atraem quem os polinize. Polinizados, proliferam, multiplicam-se em personalidades (*multiplicity of personalities*) ou *personulidades,* buscam luz além de todos os horizontes. Na pena do inquieto Swift, vibrava HCE. Textos traduzem sonhos. Dos sonhos textos guardam imagens e brumas. Coalescem. Leitores e escritores, todos aguardamos o raiar do dia. Enquanto aguardamos, vivemos irmanados no *chiaroscuro,* perdidos em mil e uma noites de conflitos e de prazer.

A Sempreviva

Eva, a transgressiva, a herética, inaugura a linguagem inventiva. Não disse a serpente que Eva, se transgredisse a ordem recebida, seria igual a Deus? Um dos narradores de *Finnegans Wake,* parodiando o Pai-Nosso, invoca Anna, a Allmissassombrosa, a Sempreviva, a Portadora de Plurabilidades. Anna não nega o pai, desponta além do pai, flui no pai, dela é o reino, o poder ilimitado no céu e na terra, o fluir sem barreiras. Anna confirma o palíndromo (*madam*) das origens: Adão e Eva antes da divisão. Anna, a imarginável, a universal (*all*), a aparência que vela (Maia), véus sobre véus, véus que são superfícies, superfícies que são semblantes, significantes que batem em significantes, significantes que produzem significações. A vida é sonho (semblante) para Calderón de la Barca. O verbo se fez carne no corpo de

Maria. Já não se distinguem verbo e carne. A carne é verbo, o verbo é carne. Estas são as *vrunas* do universo, do *univerbo*. Maria é sempreviva nas gerações infinitas. Palavras geram palavras, ideias geram ideias, barroquismo em ação, a ação do barroquismo, encadeamento borromeano. A assombrosa (*amazing*)! O assombro está na pluralidade, na capacidade infinita de gerar. Anna (ou Ana ou Annah ou Eva ou *madam* ou ALP) é a portadora de pluralidades, de plurabelidades, sempre viva, viva no produzir, na proliferação sem termo. O Schreber delirante é Anna: esposa de Deus, prolífero. *Felix culpa!* A exclamação de Santo Agostinho é continuamente repetida no *Finnegans Wake*. Culpa feliz foi a de Eva, a transgressora. Sem o tropeço dela a linguagem abundante, criativa, herética não teria aparecido. Santificada seja sua *evigília,* os quatro evangelistas, o falar em quatro versões sobre o verbo que se fez carne. Os evangelistas (a produção literária em seus múltiplos pontos de vista) despertam Eva do sono inocente para a vigília dos acontecimentos mundiais. O verbo (sinthoma) agita sintomas, gera verbos, instabiliza palavras, textos, línguas. *Venha o seu reicanto!* Anna reina no canto, o canto é seu reino. Emite notas, retém na memória, honra HCE, o pai, o poderoso, pai do escritor (Shem), o pai que, ao falir, faz falar, escrever, ler. Um manifesto de Anna, a mãe de todos, de tudo, recebe com propriedade o nome de mamafesto ou mamafesta, manifesto que é festa. Evangelhos, nova alvissareira, proclamam a festa, suscitam outros textos, um universo de textos, cantam/contam ressurreições, neles o verbo vive. Fundamentam o falar sem fronteiras, o fluir nos textos, o texto que se dobra sobre si mesmo, barroco em processo. Do mamafesto falam muitos documentos, de vários lugares, culturas e tempos. Como retornar da pluralidade à unidade? Visto que o Um não tem nome, toda tentativa de nomear, séria ou jocosa, distancia do que se pretende definir. Como prender nas fronteiras dos conceitos o que é sem limites? A unidade, só possível no silêncio, quebra ao impacto do primeiro traço. Escrever fragmenta. De um mundo estilhaçado, audível no fundo da prece, busca-se a unidade negada, perdida nos intervalos, na paz que se espraia antes da primeira palavra e depois do ponto final. O mamafesto não tem título, o mamafesto é não-titulado. Não pode ter título porque títulos reduzem a abrangência. O mamafesto não admite mestre, não se subordina a nada. Nada domina o mamafesto, o mamafesto paira sobre nada, no mamafesto o nada se manifesta. O mamafesto é sem origem, origina-se a cada instante, no fluir, no acontecer, mãe e festa, a festa esplende no nomear. A palavra é corte no fluir. O tempo nasce da infração. A disjunção inaugura o tempo, o tempo sem destino, o tempo que acontece, que se realiza no acontecer. O fluir temporal pluraliza, do que dão testemunho os títulos. Recolham-se estes e outros. Todos (cômicos ou sérios, elevados ou vulgares, castos ou obscenos, sagrados ou profanos), ao tentarem dizer o mesmo, provocam o diverso. Ela *parlestra,* ou *faletra (parlêtre),* falar estranho, que está e já não está. Instáveis são a fala e as coisas faladas. Entre *Finnegans Wake* e o circundante alargam-se caminhos de ir e de vir. A fragmentação vigora lá e cá. O sinthoma dissolve, aproxima livro e mundo.

Palavras... Um mar de palavras. Onde estão as conexões? O trabalho de ligar o rompido é nosso. Ler é intervir, é ouvir, dar sentido, dialogar. Se quiséssemos reconstituir elos, teríamos de escrever um livro maior que *Finnegans Wake.* E não seria um livro. A cada retomada descobriríamos buracos, exigência do que consumindo se consome. O retoque definitivo extinguiria fluxo e festa. Runas se abrem no ruir e na ruína. *Riverrun* é tudo: runa, ruína, rir e festa. Onde está o manifesto? Em todo ato de nomear. Toda nomeação é festa, é manifesto, tira das sombras. O verbo é a luz que ilumina o mundo. Sem palavras adormecemos na inocência, no não-sentido. O Altíssimo desponta no mamafesto, é o pai dos nomes. No desfile dos nomes o Altíssimo vem. No encadeamento de nomes o Homem a Caminho Está (HCE). O Homem está aquém e além dos homens, o além-homem nietzschiano, ele se faz e se desfaz. O que seria de nós sem memória, sem a Memória? Memória é caminho, é via láctea, recolhe palavras. No tapete das palavras séculos revêm, *gralhas dimprensa,* texto pleno não há. O texto é esburacado por natureza. Além de todos os traços está o fluir universal, gerador, pré-simbólico, a atravessar todos os corpos, o corpo verbal. Anoitece, os lábios emudecem, o verbo já não sustenta Evita nem o espírito (vento) que se movia criadoramente sobre o abismo, Evita não é mais que uma folha que falha, castigada pela noite de inverno. Sonhos devolvem-lhe a infância, lugar que frequentamos quando os olhos se fecham, reino do *infans,* o que não fala. O fim será da mulher: Anna, monólogo interior, expressionismo, materialidade verbal, palavra sonora, palavra-corpo. HCE (ou Adão) volta-se fascinado à fonte da vida.

Trovão

O trovão abala por dez vezes o *Finnegans Wake.* Sempre o mesmo e sempre outro, de cem letras, com exceção do último, de cem letras mais uma, o *um* abre nova série, o dizer sem fim – já foi assim nas narrações de *Mil e Uma Noites.* A voz vem do corpo, origem misteriosa, corpo sonoro, musical, verbal, rítmico, gaguejante, rouco. O trovão abala o fluir, sacode o corpo inteiro. O sentido não está nas palavras, fendidas, impregna o próprio som. O trovão, repetição que é reinvenção, renovação da vida em outras sonoridades, em outras línguas, ribomba para despertar do sono, afugenta o nada, mantém vivo o fluir. O tremor evoca o sacrifício do pai totêmico, morte que estilhaça o sistema centalizado da hor-

172 JOYCE ERA LOUCO?

da primitiva, precipita no vazio. A longa palavra do primeiro trovão começa com o *babá* da linguagem infantil, *lalíngua*. Cada rolar tonitruante, indecifrável, agita tronos, desarticula gramáticas, quebra nomes, desorganiza línguas, mistura-as, lança-as ao nascedouro, onde vigora o *sinthoma*. Desaba a torre de Babel, a língua única, a civilização única, a tirania, proliferam línguas, dialetos, ideoletos, a língua de cada um para se fazer artimanha, artesanato, arte. Vozes convocam os escritores de *Babell* (Balel + bellum – guerra) para a conflagração de conflitos que não esbarram em ponto final. A ruína obriga a escolher nova ordem, a renovar relações. O mundo a reconstruir não se ergue sobre o pai, mas sobre os filhos rebelados.

O primitivo vive em nós mesmos, já o sabia Montaigne, o canibal é melhor do que o esquartejador. A jornada do cruel ao inocente e do inocente ao iluminado se dá em nossos próprios corpos, no corpo do romance. A queda não cessa de acontecer: cai Adão, cai a bolsa de valores, caem certezas, caem cetros, palácios, cadeiras, mesas... Donde? De um lugar misterioso, sem rosto, sem nome. O que temos, um texto ou um amontoado de páginas carentes de organização?

A *Humphríada* (*Finnegans Wake*) fragmenta a cultura ocidental para recompô-la. A narrativa rola como uma carruagem pela noite, pela vida. Morte não significa aniquilamento. Ainda que em conflito, vida e morte viajam juntas, irmanadas, frente a frente, ombro a ombro. No concerto universal, uma cultura não exclui a outra, o judeu Jehu fala a cristãos, o santo (cristão) fala ao sábio (grego), a Irlanda irmana santos e sábios. O concurso de línguas e de povos constrói a epopeia universal, feita de quedas e de reerguimentos. Uma queda se compreende no conjunto das quedas assim como uma ressurreição acontece no congraçamento de todas.

A *Humphríada* (Humo + phrase) é maior que a *Ilíada*. Como todos os poemas, a *Ilíada* narra certos episódios da epopeia universal. O que está próximo (o que temos diante do nariz [*nose*]) não deve eclipsar o projeto maior, o poema da humanidade. Ruínas e restaurações ocorrem na Irlanda e na *Honralanda*. Thor, primeiro filho de Odin, mediador entre Odin e os homens, senhor do raio, defende os homens contra os monstros. *Arboro* (árvore) é símbolo sagrado, ligação entre o céu e a terra. As imagens reconciliam céu e terra. O chicote vindicativo é o do cocheiro incitando os animais que tiram a carruagem. É ele que chama atenção a aspectos da paisagem: uma árvore, uma estátua. Avançamos no tempo e no espaço. As culturas mais diversas convivem e interagem no território universal, beneficiado por paz que se assemelha à de Augusto na florescência plena do Império de Roma. Escritores elaboram a paz romana de textos conflitantes. HCE viceja na robustez dos carvalhos, seu brilho heroico lembra o de Ajax. Considere-se HCE nos seus múltiplos aspectos: tronco, tribuno, agricultor, pastor, guerreiro... Ao fumar charuto, ele lembra o estranho no parque. Opostos completam-se, confundem-se. Por que não augurar-lhe a satisfação de todos os desejos sem esquecer as delícias do estômago? A *Ilíada* exalta guerreiros, A *Humphríada* compõe caracteres de todos os que labutam. Como houve confusão de línguas, há confusão de textos. Toda construção é precedida pela desconstrução. Cada versão é nova versão. A escrita move-se, vive. Quem a considera imutável, comporta-se como a lebre da fábula que tinha por mesma as muitas tartarugas dispostas ao longo do caminho. À maneira das tartarugas, o mesmo livro é outro a cada leitura. Tudo cai, cessado o esforço de construção. Movemo--nos à beira do caos, a ordem é construção provisória.

Admitamos dificuldades e riscos. Entregar-se à aventura textual não é trabalho inútil. Mesmo que não seja definitiva a luz que textos emitem, ainda assim iluminam. Esta é a sorte da *filofosia*. O *filófoso*, lê-se em *Finnegans Wake*, distingue-se do filósofo, ena-

174 JOYCE ERA LOUCO?

morado da luz que brilha além do visível. O *filófoso* é um enamorado da luz terrena, provisória, parcial, contenta-se com achados pequenos, com precários círculos de luz. A filosofia, na ambição do saber total, pode levar à loucura, pode *filouquecer*. O filófoso, voltado à terra, aos fragmentos provocados pela história, evoca o porco, animal que fuça, trabalho imundo, vital, sem fim.

O que nos pode oferecer um livro que não está seguro de suas próprias origens? Em lugar de resposta a dúvidas, somos convocados a trabalho hercúleo, à elaboração de uma obra construída sobre sinais de fumaça ou de manchas na água. Escrever e ler já não se distinguem. Quem lê escreve, ainda que o faça mentalmente.

Lacan adverte que *trobar* (trovar – o verbo aparece no primeiro trovão de *Finnegans Wake*) e *trouver* (achar) têm a mesma origem. Quem trova – trovadores são poetas – acha. A música de significantes encadeados busca incansavelmente a Coisa, poder acima de todos os poderes, voz misteriosa que pasmou Moisés na sarça ardente. A voz sem nome excede todos os deuses, todos os entes, manifesta-se no que é e no que será, impregna todos os nomes. O trovão como fenômeno histórico, cultural e literário saiu da cabeça imaginativa de Vico, o trovão viconiano provoca a restauração da vida, a poesia.

Pudendoscópio

Joyce queria que a unidade onírica, *Finnegans Wake*, tivesse o caráter da Escritura Sagrada, obra destinada a ser lida, relida e meditada a vida inteira. O sonho, totalidade relativa, esfacela-se ao ser relatado. O inquieto jogo dos significantes abre buracos, deteriora unidades, gira o leitor em evoluções serpentárias.

O que deseja o sujeito? – pergunta Lacan. Deseja o Outro, que se eleva acima de todos os outros, todos os significantes, todos

os fantasmas. No *Finnegans Wake*, HCE, faltoso, falido, subjetivamente culpado tem uma repentina ereção noturna nas orlas do
dia. Sente a visita de Miss Fortuna na ponta da verga. Deus dos
céus! O órgão se ergue como Lorde de lerdos, levanta Himalaias.
Visão de penhascos! O entusiasmo é breve. O guerreiro treme
nas trevas. Medo de larápios? Medo de tudo, perda total. Arre! A
aurora anuncia a retomada das andanças. Essa é a sorte de HCE, o
*h*omem que a *c*aminho *e*stá.

Atento ao desenvolvimento das investigações do trabalho
mental, Joyce cria situações psicanalíticas. Uma virgem cai diante
duma austera sotaina. É verão e o tombo é duma bicicleta. A
caridade esplende no socorro à vítima. As palavras e os gestos de
solidariedade também, sem excetuar o exame cuidadoso das partes molestadas. Só a um sectário sem argúcia satisfará essa versão
inocente. Por que a ciclista teria caído? Por que precisamente ali e
não em outro lugar? A cena angelical oculta deliberação, sedução.

A culpa de HCE vem de uma infração velhaca, involuntária
ou intencionalmente cometida no gigantesco Phoenix Park de
Dublin. O incidente do parque envereda por sendas da teoria psicanalítica. HCE desvela-se como *sykos*. Se o contexto nos faz ouvir
psykhos em *sykos*, não podemos esquecer *sycophant*, sicofanta. Para
os gregos antigos, sicofantas contrabandeiam figos, cometem o
sacrilégio de se apropriarem de frutas produzidas por figueiras
sagradas. De sentido ampliado, o sicofanta presta informações
falsas. Em todos os sentidos o psicofanta é perverso. Aristófanes
designa com *sykon* (*Paz* v. 1350), órgãos genitais femininos. Somos
devolvidos, via comédia ática, à misteriosa infração de HCE no
Parque, observador indiscreto do jato urinário de três moças. Já
estamos no maravilhoso país de Alice onde um ovo se instala no
muro e fala. Nada obsta que nesse contexto vulvas espiadas sem
consentimento seduzam como figos de uma árvore sagrada. Sico-

176 JOYCE ERA LOUCO?

fantas, traficantes de mercadoria proibida, são todos os frequentadores de consultórios psicanalíticos. *Finnegans Wake* encaminha o *sykos* aos cuidados dos doutores Jung e Freud. Uma voz como a do oráculo de Delfos anuncia o destino de HCE, maculado de parricídio para ganhar os favores da mãe. Em HCE, Édipo e Laio não se distinguem. A experiência psicanalítica nos revela o silêncio de que nascemos um dia e de que renascemos todos os dias. O sabor e o saber de figos chama HCE à origem. Figos são significantes da clareira, do oco, do vazio de que saímos para ver a luz do dia. Debaixo do nariz de quem investiga, HCE emerge como alguém que interdita e deseja o interdito. A resistência que vela precisa ser removida para que HCE possa advir.

A narrativa recolhe pedaços. Nada merece desprezo. Até um advérbio pode colocar-se como espada de fogo à entrada do que se busca. Vencida a interdição, estamos com o olho no *pudendoscópio* para examinar de perto o que nos seduz. Como *ninfoleptos,* somos seres arrebatados pela visão de alguma ninfa. A paternidade se inverte. Como seduzidos pela ninfa, embora anciãos, matamos o ancião que interdita o caminho. O trauma presente é pré-possuído porque dele sofremos desde o momento em que caímos no mundo. Quando uma cognata nos seduz, algum agnato nos detém. HCE é o campo em que Shaun (o inventor) e Shem (o divulgador) terçam armas.

O sujeito não esplende na imagem especular nem na assinatura. A busca analítica progride em leitura cuidadosa rumo ao escondido. Tampouco *Finnegans Wake* se rende a olhares apressados.

4. LITURATERRA

Armas e Barões

A canto renascentista exalta o triunfo europeu. "Cesse tudo o que musa antiga canta, que outro valor maior se alevanta", proclama Camões diante da expansão portuguesa na Ásia. Francis Bacon prevê em *Nova Atlântida* o avanço da ciência, chegando a imaginar a criação de eficientes aparelhos de locomoção, comunicação e refrigeração. O século XVII assegura prosperidade com a vitória da razão sobre crendices e incertezas. O século XIX percebe, desde o princípio, o homem em crise. Fausto, malogradas ambições infinitas, desaba vencido pela paixão. Surdo a advertências, a ambição de Estados avançados submete o Globo, firmado na certeza da superioridade branca. Expandem-se potências tecnologicamente desenvolvidas: Inglaterra, França, Alemanha, Itália. Esmagado pela indústria bélica, o Globo sangra agredido pelo colonialismo. Na visão das potências dominadoras, obscurantista é a cultura das regiões agredidas. A França napoleônica (do Napoleão I ao III) derrota a África árabe e reverencia o imperialismo consagrado nos monumentos do Egito Antigo. Na ópera de Verdi, expressão da monarquia italiana, a força das armas brilha em

178 JOYCE ERA LOUCO?

Aída. Tolstói, uma inteligência periférica, ataca, em *Guerra e Paz*, o triunfalismo dos conquistadores. Para ele, o festejado Napoleão, sem méritos militares, à frente de uma massa de matadores indisciplinados, espalhou desgraça e colheu ruína. O brio militar retorna com o poderoso exército prussiano que logrou criar uma nação agressiva com a unificação de Estados germânicos.

A Vida, uma Tragédia

Sempre legamos algo, um gesto, uma lágrima, um sorriso... A avaliação do valor do legado machadiano ainda está em processo, a fortuna intelectual de Joyce e de Lacan é mais retumbante. Comecemos por Nietzsche, nas nascentes do rio que atravessa o século passado. Durante a guerra franco-germânica (1870-1871), Nietzsche retira-se a um lugar sossegado nos Alpes. Antibelicista, avança aguerrido contra valores exaltados: racionalismo, cientificismo, imperialismo. Se, ao apontar o mal, o pessimista propugna a regeneração, não merece aplauso? Nietzsche retira-se para refletir, não para narrar; em lugar da narrativa, a tragédia, renovada na ópera de Wagner. Buck Mulligan propõe retornar à Grécia para resturar a arte e o pensamento irlandeses. Na opinião de Nietzsche, a Grécia de Sócrates, Platão e Aristóteles provocou a decadência do Ocidente. A Grécia que lhe interessa é a trágica. Joyce, leitor de Nietzsche, ironizou a personagem helenizadora.

A tragédia nasce de Dioniso, filho de Zeus (imortal) e de Sêmele (colhida pela morte). As aventuras e desventuras de Dioniso, ponte entre a vida e a morte, entre o sagrado e o ridículo são cantadas pelos sátiros, sacerdotes fantasiados de bode. A tragédia nasce do ditirambo, o canto do bode, máscara dos sacerdotes de Dioniso. A música, fundamento da tragédia e do mundo, confunde-se com a vida. O júbilo místico dos devotos a Dioniso abre caminho ao centro vital de todas as coisas, *Wille* (vontade, natureza, vida). Busque-se o prazer dionisíaco (*Lust des Daseins*) além da aparência. A profundidade real está em Schopenhauer, em Bach, em Wagner.

Dionisíaca é a vitalidade desmedida, elaborada pela arte de Shakespeare. Fausto, incapaz se alcançar o infinito nos andaimes da razão, cai nos braços de Dioniso ao vender a alma ao diabo. A lírica de Arquíloco abala o visível, o heroico, cultivado por Homero. A subjetividade inquieta rasga o véu de Maia, a ilusão.

Para Schlegel, no coro, nascido das procissões em homenagem a Dioniso, ouve-se a voz da democracia, Schiller vê no coro a muralha que protege a poesia. Na verdade, o teatro, canto de sátiros, conecta com a natureza, com o nada, com a morte. Haja vista Édipo em Colono. A tragédia, unidade conflitiva e fraterna do dionisíaco com o apolíneo, confere saber universal, pátria originária (*Urheimat*), unidade primordial (*Ur-eine*). O homem dionisíaco esplende em Hamlet, herói de olhos voltados para a essência das coisas. Por que agir? A ação presa ao ilusório abafa a voz do fundamento. Na tragédia alcançamos o sentido da vida.

Nas artes plásticas, Apolo, deus da individuação, do limite, vence o sofrimento, glorifica a emergência, redime da autodestruição orgiástica. Apolo, deus da forma, é também o deus da adivinhação, oposta à superficialidade cotidiana. O Édipo de Sófocles, intéprete vaidoso do segredo da esfinge, experimenta a derrota da razão. Ao praticar o incesto, o herói revela o mistério da vida, expõe o abismo. Sem a subversão dionisíaca, a arte se imobiliza a exemplo da arte egípcia. Bela é a queda do herói trágico, belo é o diálogo apolíneo. Apolo, deus solar, ilumina a construção de si mesmo e da sociedade.

Rasgado o véu de Maia – a aparência ilusória, a arte celebra a unidade Dioniso-Apolo. A arte apolínea abafa o grito, recusa a

180 JOYCE ERA LOUCO?

dispersão. O mergulho em nós mesmos leva-nos ao ser primordial (*Urwesen*), força no agir de cada um. Sócrates, inimigo de Dioniso, decreta o exílio do deus da paixão, da embriaguez. Ao declarar-se ignorante, Sócrates anuncia um novo saber, o saber racional. O Sócrates platônico – distante do espectador originário (integrado no espetáculo dionisíaco) – funda a cidade sobre a razão, bane os poetas, busca o bem e o belo longe dos sentidos, no distante mundo das ideias. A razão exclui o corpo. Atenas, resistente à argumentação socrática, bane Sócrates para salvar a poesia. Platão, tragedista na juventude, ao ingressar no círculo socrático, destrói a produção poética dos seus verdes anos. Por desejar a realidade compreensível, Platão ignora a tragédia.

Eurípides, persistentemente hostil a Dioniso, tira-lhe a poesia, solapa a força natural, rende-se à retórica. Nas tragédias de Eurípides, de visão socrática, prólogos lúcidos racionalizam a ação. O *deus ex-machina* (uma máquina!) resolve problemas insolúveis. Eurípides, tragedista senil, degrada Dioniso a divindade demoníaca, de presença medíocre, diplomática, atrai o espectador com a mesquinhez da linguagem cotidiana, converte a tragédia em comédia. O coro, o canto dos sátiros, some, resta a artimanha, a argúcia, a crítica.

A comédia alexandrina, em lugar da vontade – o fundamento – encena superficialidades, conceitos, imitações, velhos irresponsáveis, trapaceiros, escravos, cansativas repetições, arrazoados capciosos. Em lugar do saber, a erudição, crítica despojada de prazer, de poder.

O humanista da renascença chega como o Virgílio de Dante às portas do paraíso sem entrar.

O mundo moderno, ao idealizar o homem teórico, caiu na rede da cultura alexandrina. A poesia definha em função ancilar.

Vem o teatro burguês: virtude é saber, virtuoso é quem vive feliz. Morre a tragédia. Herói é agora o dialético. Já não há lugar para o coro, origem da tragédia. A ação leva ao drama, ação exterior, adversária da vida. Na ópera convencional impera o recitativo, mistura banal do épico e do lírico, vigora o idílio, a inocência, a glorificação otimista, a decoração. O crítico e o jornalista, escravos do dia a dia, degradam a arte. Nunca se conversou tanto sobre arte e nunca se entendeu tão pouco. Longe do mito, a cultura se arrasta raquítica. Nossa época, perdida a visão abrangente, endeusa o presente. Comparados Fausto e Sócrates, verificamos que o homem moderno começa a sentir a falácia do saber socrático. A razão faliu, o tempo do homem socrático acabou!

O terceiro ato de *Tristão e Isolda* – sem palavras nem imagens – é o coração da vontade cósmica, matriz da música. A música, ideia do mundo, é a compreensão metafísica da vida, dramatiza a existência de peregrinos cansados. Na arte dionisíaca, a vontade onipotente – vida eterna no fundamento de todos os fenômenos – agita o fundamento da individuação. Como expressão do mundo, a música é linguagem universal, adversa à abstrações. A sinfonia ostenta possibilidades, retrata a emergência (*Erscheinung*), a vontade. A ópera dá corpo à música, o mundo é música corpórea. A aurora da idade trágica anuncia o retorno do espírito a si mesmo, redescoberta a tragédia grega. O coral da reforma luterana, sedução dionisíaca, fundamenta a música.

A aparência, beleza fulgurante, seduz artistas plásticos, estes oferecem o prazer da forma, a compreensão imediata. O véu encobre a verdade, o mistério verdeja no sonho. A *Divina Comédia* da vida com seu *Inferno* nega-se ao espetáculo. A catarse aristotélica acontece na tragédia. Contra a dialética platônica, contra metafísica, contra o fundamento em outro mundo, a tragédia. A redescoberta do homem trágico restaura o sentido da vida.

Que sentido tem a vitória? A verdade não andará esfarrapada entre os vencidos? A moral – valores fixos, racionalmente construídos e irresponsavelmente preservados – negam a vida. Contra a moral, a arte: invenção, criação. Contra a evasão, contra imobilidade, a atenção voltada ao passageiro, ao aqui e agora, à terra. Do homem ao além-homem nietzschiano, o caminho é pedregoso, esburacado. A primeira guerra mundial precipita a Europa no caos. A beleza renascentista é solapada pelas vanguardas. Em lugar da ordem, a busca desesperada, o experimentalismo. A subjetividade expressionista assombra com formas inusitadas os cultores da ordem, entusiastas de um futuro melhor produzido pela eficácia das engrenagens. A arte de princípios do século XX reflete o corpo estraçalhado de Orfeu e não a imagem gloriosa de Apolo. Descontentes com o brilho da ordem apolínea, vanguardistas evocam a lira que soou em profundidades sombrias. Haja vista *Ulisses*.

Viver e Reviver

Freud se fixa no sorriso da Gioconda, objeto de controvérsias. O psicanalista vê na obra do artista o sorriso da mãe, Leonardo nunca o teria esquecido. O pintor, filho adulterino, criado longe do pai, apegado à mãe, saúda no sorriso a mulher que lhe deu vida e o conduziu corajosamente à maturidade. O psicanalista interpreta um sonho de Leonardo. A cauda do milhafre que lhe teria roçado os lábios seria a versão onírica de fantasias libidinosas e explicaria o desejo reprimido de ser penetrado. A força erótica proibida teria procurado o pincel para se revelar, hipótese deduzida de documentos incertos. Poderíamos pensar numa energia vital que precede o homem e o anima? Freud em nota o admite. Sendo assim, a força que iluminou rostos no período arcaico grego vigora em Leonardo. Topamos a alegria em muitos sorrisos através dos tempos. No fluir universal, o homem se liberta da rigidez, o movimento dos músculos agiliza braços, pernas, lábios. Não seria capcioso ver no sorriso da Gioconda a satisfação pelo nascimento de um novo mundo, época de valorização do corpo, do entusiasmo, da vida. No sorriso da Gioconda estampa-se a alegria adulta na aurora de novos tempos. Observemos *Santa Ana, a Virgem e o Menino*. Freud vê as cabeças das mulheres sorridentes saírem de um corpo só. Na interpretação dele, a mãe, desdobrada em duas, atrai a atenção do menino.

Modifiquemos o olhar. O cordeiro nas mãos do menino é um brinquedo. Que valor tem para a criança o sacrifício? O Cordeiro Divino crucificado está nos olhos do espectador, de Ana, de Maria. Percebe-se uma ponta de tristeza no sorriso de ambas. O braço de Maria avança desproporcionalmente para amparar o filho. E os pés? A vida atua no verde das folhas, no pescoço curvo do cordeiro, a leveza dos pés espelha a humanidade em marcha. O menino sorri como os jovens fundidos pelos artistas gregos do sétimo século antes de Cristo. Os pés de bronze e a mente grega movem-se para novos tempos. O Menino no quadro de Leonardo é todo vida. O conjunto, visto de cima, alarga o espaço em cone. Impera o Criador. Leonardo, inventor como o Autor do sopro vital, molda o presente e rabisca triunfante delirantes máquinas do futuro.

O exame de *Santa Ana, a Virgem e o Menino* nos leva ao caminho aberto à psicanálise por um freudiano herético anterior a Lacan, Otto Rank, ainda aplaudido por Freud no fim do último capítulo de *Totem e Tabu. O Trauma do Nascimento*, livro revolucionário do inquieto discípulo de Freud, analisa o comportamento do homem desde o momento em que se percebe lançado a um mundo hostil. O vigor do traumaticamente rejeitado se mostra na eleição do brinquedo, recusado o prazer que lhe poderia oferecer o regaço materno. Repelido por Freud, depois de vinte anos de trabalho dedicado à Sociedade Psicanalítica Vienense, Rank desenvolve ideias suas. Contra a teoria do Mestre, que situava a causa de males psíquicos em acidentes passados, Rank valoriza o aqui e o agora. Radicado em Paris, analisa escritores da categoria de Henry Miller e difunde suas ideias na Sorbonne. Em lugar da *Verdrängung* freudiana, repressão de energias passadas, Rank enfatiza o exercício da vontade, da individuação. O homem constrói-se no percurso da vida. Em rupturas e aproximações, renascemos em cada ato inovador, impelidos pela vontade teorizada por Nietzsche. Marcante, na carreira de Rank, é *A Obra de Arte e o Artista*. A tradução inglesa de 1932 antecedeu por décadas a publicação do original alemão, acontecida em 1989. O artista, contemplado pela capacidade de demolir e de construir, começa com a invenção de si mesmo. O ego do artista abre um caminho produtivo entre o coletivo e o privado sem reverenciar nenhum dos dois. Artistas de proa como Rembrand, Miguel Ângelo e Leonado da Vinci, rompem com padrões estéticos e ideológicos, reinventam procedimentos próprios e de outros no esforço de produzir o que ainda não é. Personalidades ousadas descarregam a bagagem cultural, saem do casulo (*shell*), vitoriosos sobre si mesmos. Inovadores questionam resultados oferecidos, propõem soluções imprevistas, proclamam sua própria individualidade dentro da cultura em que vivem. O ego do artista rompe vínculos com atos de eficácia restrita a soluções passadas, decisão negada a neuróticos incapazes de criar. A ação heroica determina a morte do pai onde quer que se encontre. Dentro da cultura em que vive, o artista cria sua própria identidade.

O Destino de Lançados

Seduzido pela abundância de suas invenções, o homem distanciou-se de si mesmo, perdeu o rumo, pensa Martin Heidegger.

Em *Ser e Tempo,* Heidegger retoma o logos banido, não para contar histórias, mas para tirar o Ser do esquecimento e afrontar o mundo maquinizado, entificado, superficializado. O logos helênico deverá recompor o que o desatino dilacerou. Cumpre socorrer o mundo capturado pela técnica com a força do Ser.

Heidegger vê o homem lançado ao mundo – desamparado pelo destino antigo, pela providência medieval e pela razão setecentista – órfão e sem futuro, esvaziado de tudo, um mero ser-aí (*Dasein*) sem identidade, comparável a uma clareira na floresta. Na condição de lançado (*geworfen*), o ser-aí move-se relegado a suas próprias possibilidades de ser. Não sendo coisa, nem substância, nem objeto, é da essência do ser-aí existir na execução de atos intencionais. O ser-aí responsável sai para devolver sentido ao que entes absorvidos pela engrenagem automatizaram.

Na definição aristotélica o homem é um ser vivo detentor do discurso (*zóon lógon ékhon*). Distinguido pelo discurso (logos), o ser-aí escolhe, ganha, perde. Aberto a si mesmo, distante da plenitude, o ser-aí explora o que ainda não é. A essência do ser-aí consiste em sua existência, suas possibilidades de ser, busca o que não se encontra no território da ciência e da técnica, construídas sobre a rocha do eu cartesiano. Descartes não elucida o *sou,* definido como *penso,* o ser-aí realiza o projeto do além-homem nietzschiano.

Tarefa da fenomenologia, palavra composta de fenômeno e logos, é desvendar os fenômenos através do discurso em busca do Ser. Fenomênica (*phänomenal*) é a aparência, fenomenológico é o aparato conceptual requerido na investigação. Visto que o Ser se mostra no ente, a ontologia só é possível como fenomenologia. Ente é o que pensamos, falamos, fabricamos, o que fisicamente somos, Ser é a força que age nos entes. Do ente ocupam-se as ciências.

O logos é verdadeiro como *alethéuein*: tirar do oculto, o contrário é *pséudesthai,* enganar, encobrir. Verdadeira é a *áisthesis,* a

186 JOYCE ERA LOUCO?

percepção sensível. O logos heideggeriano abriga vitalidade dionisíaca, ativa o *ser-aí*. Para chegar a si, o ser-aí se distancia da dispersão cotidiana. Ao interpretar (*hermenéuein*), o ser-aí desperta significações, impulsiona, constrói a compreensão do mundo; faz a historicidade (*Geschichte*) acontecer.

Projetado, o ser-aí a si mesmo se destina, a finitude assumida o subtrai da multiplicidade indefinida. Um ente intramundano tem sentido quando ascende à compreensão. Ao contrário da mesa, da casa, da árvore, o ser-aí expressa o Ser, esquecido pela civilização do cálculo, da racionalidade matemática, da eficácia bélica, do mercado e da paixão ideológica. O ser-aí acontece entre o nascimento e a morte, não é soma de instantes; em direção ao fim, o ser-aí morre nativamente (*Geburtig*), desdobra-se no acontecer. A autonomia (*Selbständigkeit*) é sua maneira de ser.

Assentado no agora (*jetzt*), o ser-aí articula multiplicidades, dispõe o antes, o depois, o durante, o ainda não; determinando o tempo como datável, recorre a astros, à sombra, base dos aparelhos que medem o tempo. O tempo transcorre esburacado: não tenho tempo, perco tempo, ganho tempo... O tempo, irreversível, transcorre sem começo e sem fim. Situado, o ser-aí assume resoluto o lugar em que está. Não se procure sentido único na historicidade, ela tem muitos.

Narrar mitos ou expor a comédia humana (*diegeisthai*) dispersa-nos na caótica abundância cotidiana – esfera do ente. Estar-no-mundo não se restringe a contemplar (*noein*), não se limita a estar junto, desdobra-se em habitar, produzir, cultivar, cuidar, usar, abandonar, abonar, discutir, determinar... O poder ser (*Seinkönnen*) é não ser ainda (*noch nicht sein*), ser não-pleno.

Acenos do a gente (*Man*), advém como ameaça. A dissolução no a gente (pessoas sem identidade e sem projetos) frustra possibilidades de ser. O a gente, ditatorial, não permite julgar, discernir, afunda na incerteza. Dispersos no a gente, lemos, vemos, opinamos, fruímos. O a gente (indefinido, comum, uniformizado) está em toda parte: manipula, priva de responsabilidades, prescreve o modo de ser cotidiano, encobre a morte. Ameaçado pelo a gente, o ser-aí corre o risco de submergir na obscura densidade cotidiana, sítio de distrações. A gente, todos e ninguém, é presença simples e objetiva. No a gente, cada um é outro e ninguém é ele mesmo. Para construir-se, para articular um nome, urge que o ser-aí se redima da inércia impersonalizante do a gente. A consciência, um modo de estar-no-mundo, interpela, chama-o ser-aí a si mesmo, evita a indiferença, repele falta de escolha.

A consciência desperta interpela, ativa possibilidades, combate o a gente, ávido de consideração pública, de banalidades. Sou consciência quando o percebido tem sentido para mim. A consciência não me propõe um ideal vazio, coloca-me em situação. Atos intencionais constroem a identidade. O poder ser estabelece o limite, a meta do estar-no-mundo é a morte. Assumindo a morte, o ser-aí se determina.

A substância do ser-aí é a existência. Estou no mundo, é no mundo que me conheço. Para ser pensado, o mundo, totalidade aberta de síntese inacabada, deve me ser dado, existir para mim. O cuidado (*Sorge*) abre portas e janelas. O estar-no-mundo provoca angústia. A angústia, disposição fundamental do ser-aí, revela a apatricidade (*Unheimlichkeit*), o não-estar-em-casa (*Nichtzuhause-sein*), confronta o ser-aí com a niilidade crua.

A angústia lança o ser aí no tempo, abre possibilidades, entre elas, a de escolher-se a si mesmo. Lançado ao mundo, o homem heideggeriano se constrói no tempo e no espaço. O discurso (*logos*), fundamento do ser-aí, ordena o caos.

Situado no tempo, fundamento da sociabilidade, o ser-aí recebe entes intramundanos. Sujeito nu, desprovido de mundo, nunca é. Da eleição de si mesmo, nasce a convivência. O "com" refere-se a cuidar. Partilho o mundo com os outros. Humboldt alude a línguas nas quais o "eu" é aqui ", o "tu" é ali, o "ele" é lá. Mundanidade é a totalidade de referências significativas.

No Brasil, percebida a exaustão da narrativa, a voz de Heidegger ecoa numa ficcionista que restaura a reflexão, Clarice Lispector. Haroldo de Campos examina o vigor da arte estilhaçada na prosa de Oswald de Andrade.

Política no Exílio

Hannah Arendt, discípula de Heidegger, lançada para fora de sua terra por um regime cruel, reflete sobre autonomia e liberdade. Acolhida pelos Estados Unidos, Hannah aponta os riscos persistentes do totalitarismo mesmo em países democráticos. Retornando a Sócrates, pensador da cidade, vítima de incompreensão, reflete sobre rumos para o mundo contemporâneo. A democracia americana, ideológica sem pretender sê-lo, absorveu as análises da inquieta Hannah Arendt.

Em meio a reflexões sobre totalitarismo, acontece o sequestro de Eichmann, ex-funcionário do regime nazista, por espias israelenses, nas ruas de Buenos Aires. O periódico *The New Yorker* enviou Hannah Arendt a Jerusalém para noticiar o desenvolvimento do processo. Hannah Arendt uniu o jornalismo à sua função de pensadora.

A *Casa de Justiça* (*Beth Hamishpath*), aos olhos da correspondente, é cenário de um espetáculo teatral. O acusado, Erich Eichman, é introduzido numa jaula de vidro. David Ben-Gurion, o primeiro-ministro, arquiteto do recém-criado Estado de Israel, dirige o espetáculo. Manda raptar Eichmann na Argentina para ser julgado em Israel. Bem-Gurion preferiu o sequestro ao assassinato, o drama deveria ser tão sensacional como o de Nuremberg.

Acumulam-se irregularidades. Os raptores de Eichmann não foram julgados. Israel não admitiu a presença de testemunhas que depusessem em favor do réu. O governo de Adenauer não exigiu a extradição do acusado, o rigor excessivo com funcionários comprometidos com o derrotado regime nazista teria inviabilizado a administração do Estado alemão. Os réus de Nuremberg foram acusados de crimes contra membros de diversas nações, Nuremberg salientou a catástrofe judaica, Eichmann não estava entre eles. As leis de Nuremberg de 1935 legalizaram a discriminação praticada contra a minoria judaica. A acusação destaca o sofrimento dos judeus, não os crimes de Eichmann.

A lei manda acusar o réu, em vez disso, a acusação enfatizou o tormento dos judeus e os crimes do regime nazista. Na banca dos réus não estava o regime nazista, estava Eichmann, um funcionário de baixa categoria, ora, Eichmann executava ordens de ação limitada, foi condenado por crimes que não cometeu. Por que Eichmann? O regime russo assassinou quinze mil oficiais poloneses, os inimigos da Alemanha bombardearam cidades abertas, bombas atômicas lançadas sobre Hiroshima e Nagasaki são crimes de guerra pela Convenção de Haia.

O capítulo Eichmann está inserido num amplo campo de reflexão. Arendt ocupou-se detidamente no exame da questão racial. O racismo não foi invenção alemã. Em 1853, Arthur de Gobineau, pensador francês, publicou o livro, *Essai sur l'inégalité des races humaines*. Trinta anos antes de Nietzsche, interessado em decadência, Gobineau foi o primeiro a apontar uma única razão para a ascensão e a queda da civilização, introduziu a história nas ciências naturais, procurou criar uma aristocracia em lugar da nobreza ameaçada. Os semitas lhe eram híbridos, brancos misturados com pretos. Taine, outro francês, estava convencido da superioridade germânica. Ernest Renan, também francês, foi o

190 JOYCE ERA LOUCO?

primeiro a opor arianos a semitas. Gobineau, colocando a raça
ariana em lugar do príncipe, considerou as personalidades do ro-
mantismo alemão capazes de dominar todas as outras. Os arianos
estavam ameaçados por classes inferiores, não arianas, presentes
no movimento democrático. A mistura de sangue era-lhe causa
de decadência.

Na Inglaterra o pensamento racial começou na classe média,
desejosa de estender os privilégios da nobreza a todas as classes.
As ideias de Carlyle, fundamentadas no pensamento romântico,
impulsionaram o colonialismo e o imperialismo britânico. Chales
Dike (*Greater Britain*, 1869), encantado com a saxonidade (*saxon-
dom*), aplaudiu o domínio universal dos britâncios (*the grandeur of
our race already girdling the earth*). Seeley (*Expension of England*)
inclui os USA no avanço da raça. Disraeli, para fundamentar a su-
premacia inglesa na Índia, apresentou a nação dominadora como
uma raça não mesclada, aristocrática por natureza, detentora de
uma organização insuperável.

Franceses elaboraram e cultivaram a teoria que orientou o
regime de Hitler a tomar medidas para proteger e expandir a raça
ariana. Para nazistas, arianos incluíam germanos, anglo-saxões,
suecos e normandos.

Abandonem-se razões corriqueiras do antissemitismo, argumenta Hannah Arendt: judeu é bode expiatório. O antissemitismo favoreceu a coesão dos judeus.

O desenvolvimento do Estado-nação – produto dos séculos
XVII e XVIII, centrado em monarcas absolutos – argumenta Arendt, explica o antissemitismo de agora. O Estado-nação considerava os judeus um grupo empenhado em sua própria preservação,
não pertencente a classe alguma. Os judeus, de posse de uma riqueza inútil, tornaram-se objeto de ódio. O Estado-nação, por
não tolerar uma nação dentro da nação, gera o antissemitismo e

arregimenta massas para a expansão imperialista. Os judeus, espelhados em toda a Europa, formavam grupos que não tinham nada em comum além da origem. Dependiam, para sobreviver, do favor de autoridades não judaicas. Judeus sem nenhuma presença, além da riqueza, exasperaram o antissemitismo. A riqueza sem função social é intolerável porque ninguém lhe compreende a razão de ser. A burguesia acolhia com prazer a denúncia. Não liam Darwin, mas o Marquês de Sade. Para eles, a violência, o poder e a crueldade representavam as supremas aptidões do homem. A burguesia favoreceu a emergência do totalitarismo.

O insucesso em recrutar membros entre a geração mais jovem deteriorou o sistema partidário. Foi na atmosfera de colapso da sociedade de classes que se desenvolveu o homem-massa, adveio a era-massa. Em meio à ruína, o homem-massa cuida da sua própria segurança. O isolamento não se refere só à vida política. O isolamento do burguês era produto do culto à vida privada, colapso da própria classe burguesa. O governo totalitário destrói também a vida privada, transforma o homem em *homo faber* em *animal laborans.*

Stalin provocou competição entre os trabalhadores. A competição forçada gera a solidão. A sociedade de consumo, competitiva, criada pela burguesia, gerou apatia ou hostilidade à vida pública não só entre as classes exploradas e excluídas.

Tanto a apatia como a tendência monopolista determinaram a exaltação do sucesso. Responsabilidades de cidadão são tidas como perda de tempo.

Prepotentes assumem a incômoda condução dos negócios públicos. Os sobreviventes das trincheiras espalham-se violentos. A destruição, sem piedade, o caos e a ruína assumem a dignidade de valores supremos. Hitler os conduz. O totalitarismo aterroriza, estingue inteligências autônomas, granjeia credibilidade.

192 JOYCE ERA LOUCO?

Eminências totalitárias confiam em seres isolados, submissos. A uniformidade homogênea sustenta a violência totalitária. Chefetes humilham, esmagam, massificam. Massas são feitas de pessoas insensíveis, neutras, indiferentes. Executores obedientes, cumpridores de ordens, assassinos orgulham-se do que fazem. Qualquer um, a qualquer momento, é vítima do terror. Sem massas, o líder sucumbe.

Eichman, um perfeito e solitário executor de ordens, representa o homem criado pelo Estado totalitário.

Nos primeiros estágios, os nacional-socialistas adotaram atitude pró-sionista, os sionistas lhes eram judeus decentes por terem sentimentos nacionalistas. Nomes sonoros encobriam crimes: "evacuação" (*Aussiedlung*), "tratamento especial" (*Sonderbehandlung*). Só com a eclosão da guerra o regime nazista tornou-se abertamente totalitário e criminoso. Como não havia território para onde os judeus pudessem ser evacuados, o extermínio era a única solução, "a solução final".

O governo de Vichy colaborou com os nazistas. Entregou judeus apátridas aos invasores. Houve resistência quando os alemães pediram judeus franceses. Faltavam pessoas, e força de vontade aos nazistas quando encontravam resistência. A Noruega apoiou os nazistas. Os nazistas não receberam a colaboração da Itália de Mussolini.

Os jornais de Damasco, Beirute, Cairo, Jordânia não escondiam simpatia por Eichmann, lamentavam que ele não tinha completado seu trabalho. Eichmann foi dominado pelo desejo de contar vantagens, estava farto de ser um viajante anônimo. A sociedade alemã, de oitenta milhões, protegeu-se inteira contra fatos com autoenganos, mentiras e estupidez. Eichmann declarou durante o julgamento que estava pronto a ser enforcado em público como exemplo para todos os antissemitas na Terra.

Eichmann cometeu crimes contra a humanidade e não contra judeus, conclui Arendt. Nesse caso deveria ter sido julgado por uma corte internacional. *Nullum crimen, nulla poena sine lege.* Não havia lei contra o genocídio. Eichmann foi julgado por lei retroativa e por vitoriosos.

Eichmann, produto perfeito do regime totalitário, representa bem o entificado homem heideggeriano, o homem entificado não pensa, não sente, nada o abala. Obediente como um aparelho, obedece e objetualiza, trata como objetos pessoas objetualizadas.

A Ameaça Totalitária

Lembrada das lições de Heidegger, que abrangem o conviver (*mitsein*), Hannah Arendt analisa o regime opressor desde os fundamentos. A cidade-Estado (*pólis*) funda-se na persuasão (*logos*), atuante em lugar público. O discurso persuasivo, invenção de quem fala, afasta imperativos cósmicos. Ao ingressar na pólis, o homem natural (*zóon*) recebe uma segunda vida, a vida política (*bios politikós*) que faz dele um ser político (*zóon politikón*). Contra o exercício da força (*violence*), prática totalitária, ergue-se a fala. Em Atenas, para evitar violência estatal, a lei vai ao requinte de determinar que o condenado à morte execute a sentença em si mesmo, levando à boca o veneno letal (cicuta) com as próprias mãos.

A vida privada, renúncia de algo, contrastava o exercício público. A casa submetia indivíduos a implacáveis obrigações vitais. Natureza e pólis circunscreviam entidades distintas. Políticos sabiam construir um mundo paralelo ao da natureza. A *pólis* redimia da futilidade cotidiana. Os muros, insuficientes para preservar a *pólis*, requeriam o concurso da ação pública para solidificar vínculos civis.

Revolução foi primeiro um conceito astronômico. Em *De revolutionibus orbium coelestium*, Copérnico descreveu percurso rigorosamente repetido dos astros. Na esfera política, revolução passa a designar a emergência do imprevisto. Na noite do dia 14 de julho de 1789, o duque La Rochefoucauld-Liancourt anuncia a Luis XVI a queda da Bastilha. Louis XVI exclama: *C'est une revolte*, Liancourt contesta: *Non, Sire, c'est une revolution*. O diálogo destaca a ideia de novo começo político, revolução excede o conceito de restauração.

Revoluções modernas distanciam-se da *mutatio rerum* romana e da *stasis* grega. Cristãos conceberam o desenvolvimento linear em lugar do circular. A separação de igreja e Estado (Reforma) e o avanço da secularização contribuíram para a emergência da revolução. Maquiavel foi o primeiro a elaborar princípios não subordinados à igreja. Os iluministas franceses, próceres da liberdade de pensamento, enfatizaram a liberdade política. A liberdade individual não frequentava as preocupações do mundo antigo.

Na França a queda da monarquia não mudou a relação entre governantes e governados. A convulsão popular não determinou a queda da autoridade política. O poder das assembleias constituintes foi limitado. Na melhor das hipóteses, o governante governava para o povo. Mirabeau: dez homens unidos podem estremecer cem mil homens separados um do outro.

Os sonhos de liberdade política no Velho Mundo tornaram-se realidade na felicidade política do Novo Mundo. Dissolvida a unidade poder e violência, poder e liberdade convergem. O Novo Mundo abrigava um novo homem, não sujeito à providência. Homens começam uma nova história. A liberdade particular impregna o sentido de revolução. A alegria consiste na participação voluntária de pequenos núcleos, fundamento de agrupamentos maiores.

Os partidos, órgãos que circunscrevem o exercício da opinião e da ação, distanciam-se da vontade popular, fortalecem a oligarquia. No regime partidário, a democracia tende a ser o governo de poucos em benefício de uns contra o interesse de outros. Pequenos núcleos correm o risco de serem absorvidos pelos partidos. O partido único ameaça a pluralidade partidária para instituir o soberano totalitário. No interesse da saúde democrática, opinião e ação não se delegam. Convém devolver a todos a liberdade subjetivada por Sartre. Não pensem mentes democráticas que a extinção do nazismo livra a humanidade do totalitarismo. A máquina estatal insegura, ainda que rotulada de democrática, privilegia uns, inferniza a vida de outros, conduz multidões como rebanhos submissos, objetualiza (entifica) a si mesma e a todos, o voto oferecido e vigiado produz a ilusão da liberdade. A máquina fabrica massas ordeiras e felizes.

O Homem Unidimensional

A indústria acelera a recuperação das nações envolvidas na Segunda Guerra Mundial. A paz no mundo dividido em dois blocos, o capitalista e o comunista, é mantida pela ostentação do poderio militar. O risco do confronto nuclear assombra. Herbert Marcuse, intelectual da escola de Frankfurt, migra aos Estados Unidos, centro global da indústria e do comércio. As reflexões do filósofo inquietam. A diferença entre direita e esquerda, observa Marcuse, sumiu. No mundo capitalista, burguesia e proletariado já não se caracterizam como agentes de transformação. O marxismo clássico buscava a transição do capitalismo ao socialismo, o proletariado destruiu a estrutura capitalista mas reteve o aparato tecnológico, vitorioso em todas as regiões. Os campos de concentração, lugar em que se aniquilam diferenças e identidades, retratam a quintessência da sociedade em que vivemos. Riquezas sem precedentes aprofundam a miséria. A racionalidade tecnológica, justificada pelo êxito, degrada cuidados sociais. A burocracia, nivelando pluralidades, administra a desumanidade e a injustiça. Como a máquina é mais produtiva do que o indivíduo, o Estado mecanizado age tiranicamente. A sociedade mecanizada requer submissão a poderes anônimos que dessacralizam a vida. A livre eleição de senhores não elimina escravos. A competição consolida quem se instala no poder. Na sociedade afluente, o setor privado enriquece e o setor público estagna.

A máquina, totalitária, escravo que produz escravos, cria necessidades falsas, encobre a escravização, abafa frustrações, mascara humilhações com atitudes condescendentes, oblitera a separação do público e do privado, do individual e do social, empurra a libido para o inconsciente. Desenvolve-se a cultura de massa, estilos estereotipados. Heróis no cinema, na literatura, no teatro, enaltecem o estabelecido.

A consciência conformista, ao constatar feliz que a produção industrial obedece a princípios racionais, não perturba a moral nem a vida em comunidade. Produtos industriais (indumentária, eletrodomésticos, automóvel) medem a felicidade. Se os bens oferecidos satisfazem, por que pensar em vida melhor? Ritos celebram a alta cultura, protegem o indivíduo da solidão. Ao corpo, um instrumento de trabalho, é permitido o exercício da sexualidade desde que não macule a prosperidade. A psicanálise empenha-se em adaptar o indivíduo ao sistema. Privilegiados, competentemente anestesiados, não percebem que a propaganda, instrumento das ideologias, manipula desejos. Os Don Juan, Romeu, Hamlet, Fausto, Édipo, quando aparecem, a psiquiatria trata de tranquilizá-los. Por que recusar cultos orientais, se amparam o desempenho da máquina?

Os direitos humanos começam a perder força: o exercício da ação responsável atemoriza, a liberdade política é sutilmente controlada, o mercado restringe a escolha, a padronização limita a invenção, poderosos meios de comunicação tolhem a expressão. Para o homem unidimensional não existe ameaça real. O homem unidimensional vive numa realidade planejada, fabricada, segura. Não reflete, não resiste, não protesta; produz, compra e consome. Felicidade é mercadoria. O poder aquisitivo classifica os felizes.

Uma imagem do homem unidimensional nos oferece o filme *Tempos Modernos*. A máquina, posta em funcionamento, tritura. Charlie, o protagonista, age mecanicamente. Um corpo atlético, produto de academia, manipula aparelhos. O relógio mede com rigor todos os movimentos. Uma pílula mantém ativo o diretor. O Estado reprime protestos, a felicidade pessoal não importa, a arte é coibida, o desempenho fabril é tudo.

O Uivo

O repouso do homem unidimensional é perturbado pelo *Uivo* (*Howl – 1956*) de Ginsberg. O poeta produz versos largos, whitmanianos, de tom épico, contra o verso medido controlado, raciocinado. Em lugar de evocar feitos de outrora, Ginsberg expande experiências vividas, heróis que na luta contra o absurdo morrem destruídos pelo desamparo, pela loucura, pela fome, pela droga. A luta não é armada. Que poderiam rebeldes destroçados contra a força militar, contra engrenagens maquínicas. O Estado tritura a luta civil. O que pode a voz contra megafones?

Entre cegos, abrem-se olhos: *Eu vi*. Quem são os rebeldes? Marginais (*hipsters*). Ouve-se a voz dos excluídos contra os enquadrados no sistema, os *squares* [quadrados]. Os homens unidimensionais de Marcuse imperam na indústria, no comércio, nas universidades. Lugar para pensar não há. Descartes, um dos arquitetos do planejamento tecnológico, proclamou: "Penso, logo existo". Os rebelados não pensam. A razão não comanda seus atos. O pensamento pertence a outro lugar, a outra época. Os quadrados pensam tampouco, lutam obtusos pelo sistema que lhes dá segurança. Ninguém pensa. Os marginais atacam sem saber em nome do quê, jogam salada de batata em conferencistas que discorrem sobre dadaísmo. Querem liberdade, estilo de vida de princípios indefinidos. Esquerdistas como Ginsberg lutam ao lado de direitistas como Keouac, ambos confirmam na ação que esquerda e direita já não se opõem, tese de Marcuse. Ginsberg protesta contra o consumo sem apresentar alternativa. Bate-se por utopias ao alcance da droga, sem considerar o malefício da substância química.

As cabeças dos rebelados são de anjos. Desde Blake, os anjos, acima do bem e do mal, celebram o matrimônio entre o céu e o inferno. Rebelados sob o céu de El (Elohim – Deus), os desordeiros são expulsos das unversidades, estas, por serem quadradas, protegem-se de ideias e costumes nocivos. Como o cérebro desnudo não os ilumina, os excluídos cambaleiam como anjos maometanos drogados. A luz que lhes vem do entorpecente eleva-os acima de telhados e de cômodos. Sonhando com a eternidade, libertam-se de relógios, aparelhos que medem o tempo para calcular o lucro que vidas proporcionam. Em cabeças desnorteadas, latas de lixo, misturam-se restos de Plotino, Poe, São João da Cruz, telepatia e cabala. Judaísmo, budismo, cristianismo e maomentismo, misturados, não levam os desesperados aos prados floridos de algum paraíso. Insatisfeitos reclamam exame de sanidade mental ao acusarem o rádio de procedimentos hipnóticos. Os requerentes recebem insulina, metrasol, choque elétrico, hidroterapia, psicoterapia, terapia ocupacional, pingue-pongue e amnésia. Errantes, partem para lugar nenhum sem deixar corações partidos. Em busca de um profeta, seguem Ginsberg. O redentor, como Cristo na cruz, clama desamparado aos céus.

A linguagem reprimida liberta-se como voz beata: o mundo é santo, a alma é santa, a pele é santa, o nariz é santo, santos são a língua, o caralho, a mão e o cu! Nenhum canto, nenhum conto, nenhum sistema verbal é suficientemente forte para construir utopias que substituam certezas abjuradas. Outrora, os céus proclamavam a glória do Eterno; outrora o dínamo estrelado levava à paz celeste. A escapista maquinaria noturna de agora acolhe perseguidos. A ação dos rebeldes não passa de infração, eles próprios se aniquilam. Antípodas dos heróis civilizadores, viajam pelo País e pelo Continente sem objetivo algum. Ensimesmados repetem atos previstos. Gingsberg dedica *Uivo* a Carl Solomon, um doente mental.

Vem o poema *Kaddish para Naomi Gingsberg*. Quando a mãe morreu, não houve pessoas suficientes para o mishná, ritual dos mortos, ao qual pertence o Kaddish. Naomi revive na canção do filho, autor de um Kaddish em homenagem à mãe. A doença da mãe é o mal da América. Mãe louca, de uma época louca. Os conflitos do mundo fervilham nela. Entre a América – envolvida em guerra absurda no Vietnam depois de lançar bombas atômicas sobre o Japão – e a mãe transtornada não há diferença. Os homens de negócios são sérios, os produtores de cinema são sérios, todo mundo é sério, menos o poeta. Gingsberg busca os poemas de Walt Whitman, sonha com a *Odisseia* e entra num supermercado na Califórnia... Nessa poesia já não há sombra do Apolo nietzschiano.

Belinda

Uma das fontes de *Finnegans Wake* é uma carta esgaravatada por Belinda, uma galinha, num amontoado de lixo. A carta é cuidadosamente examinada e comentada por um professor (iro-

200 JOYCE ERA LOUCO?

nicamente adjetivado por Joyce de broafressor, um comedor de broas). A sumidade (lixo, na verdade) desenvolve considerações capciosas a auditórios embasbacados. Lixo produz lixo. Restos de lembranças e objetos usados é o tesouro do escritor. O *descartelitteral* é a vida e a morte de todos os escritos. Aflitos, não cessamos de escrever. Livros convocam leitores, livros singularizam-se em leituras. Significantes circulam em vias amplas, buscam outros significantes, provocam colisões, significações. Consumidores de lixo, produzimos respostas destinadas ao lixo. Reflexões de Lacan!

Heidegger apoiou a realidade no Ser, abismo real, insondável, indizível. No *Mito de Sísifo* camusiano, o absurdo toma o lugar do Ser. Para Lacan, o que resiste ao discurso é real. O real sem-sentido, atmosfera das bienais, é contemporâneo. Numa época em que todas as garantias faliram, o real se reveste da pele de cada um.

Luto contra o sem sentido. Venço batalhas quando fabrico nesgas de sentido, lendo, escrevendo, falando, pensando. O meu real é o que não tem sentido para mim, na convivência diária, na política municipal, nacional, cósmica. Sentido não se vende, não se impõe, não se ensina. O que não tem sentido para mim será real – divinamente ameaçador – enquanto eu mesmo não organizar o caos, gigantesco, ameaçador, fascinante.

Sensível ao abismo interior da contemporaneidade, Lacan conecta real e fala-ser (*parlêtre*), fonte do sentido é o não-sentido. O sentido agarra-se ao sintoma, opaco, resistente. O mito, a linguagem, o sexo, a história, a realidade inteira – semblantes – sobrevoam o real.

Freud: *Wo Es war soll ich werden.* Traduzo: onde era isso, eu deverei verdejar. A sonoridade original não deve escapar ao tradutor. Real é *isso*; antes do eu, isso, estou nisso, saio disso, sumo nisso, falo disso. No universo de incertezas – verdadeiras – real é isso.

Para Stephen Dedalus, a história é um pesadelo, um todo arbitrariamente conectado. Joyce, em lugar da história, construiu, na força da arte, *Finnegans Wake*. Real é o caroço do romance, o lapso de HCE, sigla que encobre quem anda sem identidade, sem morada, sem norte. O crime, sem nome, sem causa, afronta gramáticas, sintaxe, dicionários, idiomas, sistemas de comunicação, o crime é real. Em círculos viconianos, *Finnegans Wake*, sonho, labirinto, semblante, gira em torno do indizível, real.

O real sem sentido foi o legado da desastrosa Primeira Grande Guerra, catástrofe vivida, pensada e reelaborada por pensadores, artistas visuais, cineastas, poetas, prosadores. Um deles chama-se James Joyce. Incapaz de responder ao real na linguagem da narrativa concatenada, Joyce fragmenta, recusa determinações impostas pela lei da causa e do efeito. Faíscam aproximações de pedaços que se repelem. Sonoridades verbais tomam o lugar do sentido. Circulam estilhaços de unidades rompidas.

Vida Nua

Desamparados do discurso (simbólico), desfeitos semblantes (construções ficcionais), caímos na vida só vida, a vida nua (*Agamben*). Despidos de personalidade, de identidade, de palavras, nus como Adão e Eva no paraíso, ações totalitárias praticadas por algum Estado ou por indivíduos, autorizados por forças sombrias, esmagam além do bem e do mal. Transformado o mundo num grande campo de concentração, refugiamo-nos solitários em clubes, em condomínios, em multidões. Se o abatido é rico, é porque explorou; se é pobre, é porque não trabalhou; se é desempregado, é porque não soube vencer dificuldades; se está empregado, é porque a esperteza o guindou à posição luzente; se passeia despreocupado, é porque não se protege. O agressor agride

202 JOYCE ERA LOUCO?

porque foi abandonado, injustiçado, marginalizado... Agredidos ou agressores, todos estamos na categoria do *homo sacer* (separado, desamparado, entregue à justiça). Como heróis kafkianos, um tribunal misterioso nos condenou por crimes desconhecidos. Como a sentença não foi executada, um golpe pode abater-nos onde quer que estejamos. A mão assassina brota do vazio, cai anônima sobre anônimos. Assim é a vida real, o real de nossa vida.

A Razão Deserotizada

A razão não poderia redimir-nos do pesadelo kafkiano? Marcuse disse que não. Por que não? Porque desde Platão, a razão (logos) teria rompido vínculos com Eros. Marcuse argumenta com *Mênon*, diálogo em que Sócrates, em posição de mestre, leva um escravo a raciocinar. Opressiva seria a razão deserotizada desde então.

O que resta? Cortar a corrente que amarra o indivíduo à máquina. Chegaríamos assim ao fim do trabalho escravo, provocado pela razão deserotizada. Autômatos nos proporcionariam o tempo exigido para o livre exercício da vida pública e privada. A produção artística tomaria o lugar do trabalho imposto. O surrealismo teria indicado o caminho para uma etapa não sujeita à razão opressiva.

O Império dos Signos

Comportamo-nos como os escravos na caverna de Platão. Obstinadamente presos ao que sempre fomos, ignoramos imagens que nos anunciam outros modos de ser. Como pensar se não nos desprendemos de territórios verbais, ideológicos?

Saussure, ao conferir rigor científico aos estudos linguísticos, despreza a escrita, degradada a mera representação gráfica. Pensadores recentes (Jacques Derrida, Roland Barthes, Jacques Lacan) entendem que a grafia fundamenta o pensamento e a voz. O que vale mais, imagens ou palavras? Barthes os investiga no mesmo nível. Em *Império dos Signos* (1970), palavras e imagens circulam como significantes oferecidos a receptores que os fazem significar. Desprendidos de referentes, significantes e leitores desenham um império que recebe o nome de Japão. Pouco importa que Japão não corresponda a guias turísticos, à concepção de teorizadores, a experiências comerciais e industriais. *Império dos Signos* ergue-se à categoria de semblante, ficção destinada a fazer pensar sem subserviência a convenções ideologizadas: Oriente/Ocidente, colonizador/colonizado, próximo/distante, familiar/exótico.

Barthes contempla o Japão com olhar de espanto a começar pelos alimentos que não passam pelo fogo, o que não quer dizer que sejam naturais. Dispostos livremente na mesa, iguarias se oferecem como peças de um jogo à inventividade dos convivas. Os alimentos são comparáveis a letras de alfabeto para serem criativamente manipulados. Mercados de coisas miúdas diferem muito dos imponentes estabelecimentos ocidentais, palácios ostensivos do acúmulo de riquezas, característica da civilização presa ao capital.

Centrados fomos nas ideias e na geografia, desde a antiguidade helênica que nos legou a profundidade metafísica. Nossas cidades organizam-se em torno de centros administrativos, culturais, religiosos e financeiros. Tóquio, a capital do império japonês, ergue-se em torno de um centro vazio, moradia de um imperador inoperante e invisível. Caixas vistosas guardam presentes insignificantes. Gestos corteses não transmitem nada. O teatro se reduz ao ritual dos movimentos. A Tóquio descentrada relativiza nossos centramentos.

A literatura japonesa culmina no haicai, forma poética de palavras simples, atenta a acontecimentos cotidianos, passageiros,

204 JOYCE ERA LOUCO?

superficiais, irrelevantes: uma rã, um ramo, uma violeta, o outono, a lua, a montanha, o raio, a neve, um riacho, parentes... Fizemos do espelho um instrumento narcísico; no Japão, o espelho, perfeito como o espírito, não recebe nada, não recusa nada, não guarda nada. Ideogramas estereotipados e cuidadosamente elaborados cobrem superfícies. O sentido nasce do confronto dos significantes: contra a profundidade tempestuosa (significante ocidental), a serena superficialidade gráfica do Japão (significante oriental). Não se caia no erro ideológico de sobrepor um significante a outro. Significantes são o que são: fatos, ditos. A dialética, jogo de significantes, poderá determinar o melhor. O valor trará sempre marcas peculiares. O vazio preocupa Roland Barthes desde *O Grau Zero da Escrita*. Escritas, aparentadas com as epistemes de Foucault, distribuem-se em arranjos simultâneos e sucessivos desde a antiguidade. Reduzida a zero, a escrita se confunde com o vazio japonês. O zero não se coloca, com certeza, no lugar da sonhada síntese hegeliana. Barthes compreende o zero como ponto de partida de novas invenções. Não se procure a invenção em programas pedagógicos. Chegados a zero, não haverá ninguém para nos ensinar o que fazer? Saber fazer é tarefa de artista. O zero não anula tudo o que fizemos desde o momento em que um antepassado nosso abriu o primeiro sulco. A infinidade de escritas nos obriga a observar, a refletir, a escolher, a negar, a reinventar. Rodeados de tábuas quebradas, de monumentos em ruína, de tratados carcomidos, ninguém pensa em sociedade perfeita nem em obra-prima. A diversidade obriga-nos, entretanto, a conviver com diferentes se não toleramos o totalitarismo nem o colapso.

Uma Tourada de Amor

Império dos Signos está entre as fontes de *Império dos Sentidos* de Nagisa Oshima, filme japonês produzido na França, película em que se expõe pela primeira vez no cinema não a pele gelada das planícies siberianas mas o corpo sem véus de pessoas em cópula. O patrão (Kichi-san) humilha uma serviçal (Sada) a atos obscenos, frequentes em machos que detêm o poder. Sada, agindo sabiamente, sedutoramente, femininamente, leva o prepotente a confundir o prazer do sexo com o poder da morte. Depois de estrangulá-lo, ela o desviriliza, isso numa época em que a mulher lutava pelo direito de ser mulher. O filme, proibido no Festival de Nova York em 1976, foi visto por Lacan e Barthes em salas reservadas a poucos. A nudez da paixão erótica, punida primeiro na prosa sadiana, é reprovada agora na tela luminosa. A sociedade que baniu *Ulisses* repudiou a exibição pública de *Império dos Sentidos*. Pressionadas pelo aplauso mundial de Oshima como artista de proa, autoridades cautelosas passaram a permitir exibições mutiladas pela censura. A película só começou a circular sem cortes aos lampejos do novo século, quando já imperava uma nova mulher. Descentradora como Sada, a mulher contemporânea diz o que quer, veste-se a seu gosto, sai com pessoas de sua escolha, faz negócios, dirige empresas, governa Estados.

O que é pornografia? Mostrar corpos nus ou bombardear, torturar, humilhar, bater, apedrejar, confinar? O critério está na ordem social, na lei. Incorporado e segregado são categorias móveis. O segregado de agora poderá ser incorporado amanhã. O filme é uma tourada (*Ai no Korida* – *Tourada de Amor*). Na tourada, triunfam os trejeitos femininos do toureiro, no flamenco brilham os passos decididos da mulher. No capitalista sufocado e desvirilizado, desabam tiranias totalitárias, impérios econômicos, machismo, falocentrismo.

Sada evoca a fálica Afrodite que emerge bela e sedutora de aquáticos abismos, evoca Aimée de faca em punho. Afrodite é um marco que inaugura o território da fala contra a opressão silenciosa. Sada e Afrodite mostram que Eros é mais forte que a prepotência letal. Saiba Stephen Dedalus que história é um pesadelo de que podemos despertar. Graças ao fio de Ariadne, Teseu penetrou no labirinto, abateu o monstro devorador de gente, salvou vidas. O que assusta em *Império dos Sentidos* é o triunfo de um Eros mutilante, sanguinário. Violento é o Eros de Hesíodo, inventor da divindade. Um Eros inocente, débil, como se vê no início de *Império dos Sentidos,* não cria conflitos, não promove a vida, não é deus. Eros não pode imperar sozinho. Hesíodo o quer unido ao discurso (logos), a palavras de ternura, à conversa amorosa, recurso de Sada para dominar homens. O homem mecanicamente destruidor apareceu, quando a união Eros/Logos se rompeu – a ideia é de Marcuse. Filia (afetividade política) é um dos territórios da atuação de Eros. Se conseguirmos unir Eros, Logos e Filia, lançaremos a pedra fundamental de um mundo melhor.

A mutilação praticada por Sada é gesto para estabelecer nova ordem. O mundo, falocêntrico desde a antiguidade, gira agora em torno de um centro vazio. A heroína (pobre, fraca, humilhada) descende da revolução cultural que, eclodida na Paris de 1968, abalou o mundo. O buraco aberto pelos descontentes levou-nos a pensar em novos modos de ser e de fazer. A palavra toma o lugar da violência bruta e silenciosa. O que pode a palavra, exercida por fracos, para reconstruir o mundo em novas bases? – inquietação presente em Heidegger, Arendt, Habermas, Lacan, Barthes, Derrida, Deleuze... No ocaso do pai (ditador, tirano, discurso autoritário), floresça a assembleia dos órfãos rebelados e vitoriosos.

Gênesis

Viremos as páginas, da última à primeira, como o Rudy redivivo no fim do *Ulisses*. A voz do *Gênesis* volta a soar sobre a face do abismo, o mundo se ilumina, frágil e belo como o canto dos pássaros. Pairamos abraçados como Paolo e Francesca no Inferno de Dante. As águas de *Finnegans Wake* rolam à origem, lugar de experimentos, laboratório da obra em progresso. Navegando sobre nuvens, encaramos o nada sem os pavores do rosto retratado por Albrecht Durer, sorridentes como os lírios que não duram mais que um dia, certos de que nem Salomão nem capitalistas montados em centenas de bilhões se vestem como um deles. Se tudo é vaidade, porque inflar vaidosos? A vida não é mais que um sopro. Sopremos enquanto ares animam pulmões. O último alento (*the* ou *a*) nos envia ao primeiro, e continuamos a fluir no mítico rio da vida que irriga *Finnegans Wake*. A fala termina onde começa. Circulam os textos, circulam leitores, circulam leituras, circulam vidas, circula a vida.

Asas nos levam ao primeiro capítulo do *Ulisses*. Na solicitação de Stephen Dedalus: "Mãe, deixa-me ser, deixa-me viver", ouvimos a voz de James Joyce. Morta a mãe (opressão imperialista), o romancista encontra-se no grau zero da escrita. Sem estilo, sem padrão literário, Joyce ensaia dezoito maneiras de narrar. Insatisfeito, investe, em *Finnegans Wake,* contra a ordem simbólica inteira, abala a sintaxe, desmonta a fronteira de palavras, implode a língua inglesa. A prosa volta às forjas de quem sabe fazer.

Bloom vê Rudy reviver. O corretor de anúncios volta ao passado para recuperá-lo contra o pesadelo da história. Recolhidos, fragmentos já não são os mesmos, revivem em outros contextos. No filho, redivivo em sonho, revive o futuro que Bloom não tem, que Stephen não lhe pode dar. O Rudy redivivo reconstrói a vida. Na abertura do *Ulisses,* Mulligan manda retornar à Grécia, Grécia (a arte) retorna em Rudy. Rudy é a *arkhé* que vigora às raízes de tudo o que fazemos e pensamos. Os quadros produzidos por

JOYCE ERA LOUCO?

Durer o protegeram do olhar petrificador da morte. Nos olhos de Bloom brilha o olhar de Joyce – frágil como todos nós – inventor do *Ulisses* e do *Finnegans Wake.*

O Império da Lei

O trabalho, ao transformar produtos naturais, agride a natureza. Acompanhamos a argumentação de Hannah Arendt. Desnaturalizados, desnaturalizamos para nossos próprios fins; o artifício, de que a automação representa estágio recente, progride, agride. Instrumentos produzem outros instrumentos sem considerar danos. O fim (lucro) justifica a violência; o produto (feito para não durar) requer o consumo. Devoramos casas, móveis, carros, eletrodomésticos. Consumo em lugar de durabilidade.

A ação política prevê a aproximação de pluralidades heterogêneas, exclui extremos: o totalitarismo, que destrói a vida privada e o liberalismo, que distancia de obrigações públicas. O jogo político, capaz de conferir estabilidade ao infinito da diversidade humana, não acontece sem regras. Sem lei, o Estado sofreria o impacto das tempestades no mar em que navegam os homens. A liberdade, razão política de ser, fim e não meio, aflora quando recursos e discursos concorrem.

Antes de ser prescrição ou interdição, a lei (logos) deverá ser fronteira levantada entre determinação e liberdade. Em estado natural, tangido pela necessidade, o homem vive sujeito a processos físicos e biológicos, no Estado democrático o cidadão se orienta pelo direito. Longe de ser o fundamento de existência livre, a natureza é o lugar do invisível, da desigualdade, do inelutável. Invocar o direito natural constitui equívoco. A lei, um pacto firmado entre iguais, repousa sobre o artifício, protege da imposição natural, projeta, gera a originalidade. Produzida por ação livre, a lei desautoriza a opressão.

O homem, indivíduo e não espécie, conhece a morte; sendo mortal, esplende *natal.* Ao agir, afrontamos o curso da entropia, renascemos, promovemos a emergência do imprevisto. Nascemos para remover, para demolir, para reconstruir. Quem age inova, convoca construtores, ativa a produção do que ainda não existe, sustenta a pluralidade. O homem livre acena com o inesperado. Atos originais enriquecem a memória, vitalizam a arte, desafiam a morte. A arte resiste à futilidade, ergue marcos na marcha contra corruptores.

O poder não é material nem instrumental; nascido da convivência, mantém unidos os que atuam. A convivência recusa o isolamento, exclui palavras vazias, afasta atos violentos. Quem delega poder priva-se de poder. Alienado, o poder se corrompe e corrompe. Até a expressão *direitos do homem* confunde, só a ação política de iguais assegura a eficácia de princípios. *Eudaimonia* não significa felicidade nem beatitude, expressa antes a ventura de uma comunidade solidária na construção do bem comum.

Cinismo

Vivemos numa guerra sem fronteiras, campo de batalha é o teatro, a sala de concertos, o ônibus, o trem, o bar. Uma bomba colocada por um inimigo sem rosto pode explodir em qualquer lugar a todo momento. Em vez de encarar o vazio, merece atenção o olhar do cachorro – volto ao primeiro capítulo do *Ulisses.* O animal, de vida bem mais breve que a minha, fita-me com olhos tranquilos, não pensa em lautos jantares nem em viagens fabulosas. Observo paraísos em seus olhos, brilhos antigos, anteriores à hora em que o primeiro casal foi arrojado ao mundo, não percebo nele sombra de angústia. Depois de tantas experiências falidas, poderíamos pensar num mundo de convivência canina.

A ideia não é de hoje. Diógenes, pensador original, viu no cachorro virtudes que perdemos. Cachorrões convivem com cachorrinhos, cada qual com seu encanto. O cachorro cultiva relações amistosas até com animais de outra espécie, espécie bactericida, homicida, deicida – nossa bendita e maldita espécie humana. Teimamos em impor-lhe preconceitos de raça. Bem alimentado, banhado, penteado, vestido e de coleira requintada, queremos que assuma ares de aristocrata, até o obrigamos a desfilar em passarela. O cachorro é incorruptível. Com plumas ou sem plumas, lembro João Cabral, o cachorro vive tranquilo. Vida de cachorro? Proposta literalmente cínica.

Descartelitteral

Em Heráclito, real foi o *logos* (discurso), fundamento e sentido de tudo. Os cristãos – ao elevarem o logos a Deus, encarnado em Cristo e revelado na Escritura – viam o real luzir no Criador, a palavra que origina céus e terra. O real partiu-se nos alvores da renascença; ao lado da verdade divina, impôs-se a verificação científica. Descartes apoiou o eu inseguro num Deus de rigor matemático, garantia do mundo verificável, alicerce da ciência e da técnica. A variedade de grupos étnicos induziu Lévi-Strauss a firmar-se na estrutura; transações de superfície (troca de bens, de mulheres, de palavras) são comandadas por estruturas inconscientes. A variedade das normas matrimoniais obedece à proibição do incesto. Códigos regulam a circulação de mercadorias, de mensagens e de pessoas. O aforismo lacaniano "Não há relação sexual" instabiliza o estável. Entenda-se *não há* como a afirmação do *não*. Entre seres que se aproximam insinua-se o não, o real. O real impede que a realidade estagne, fomenta o traçar, o dizer, o fazer sem fim. O real lacaniano lembra o fundamento (*arkhê*) de Anaximandro; suprimidas as determinações, chegamos ao sem limites, ao não-determinado (*ápeiron*). Rumo ao indeterminado, ao real, navegamos a um lugar além do imaginário, além de simbolizações, ao fundo sem fundo.

Lacan observa a ação dos filhos rebelados da Horda Primitiva, assassinos do pai. Morto o pai, impera a lei que fala em nome do pai. Quando Lacan, em vez de dizer em nome do pai, propõe nomes do pai, dá ouvidos à voz de irmãos rebeldes, discursos múltiplos, imprecisos. Depreciada a força da lei, o homem agarra-se em sombras, enfrenta o real mascarado, frágil como o argumento, como a arte – semblante.

A fraqueza do simbólico está no título da coletânea de ensaios recolhidos por Lacan, *Ecrits* (*Escritos*). Publicação? *Poubellication* foi a palavra que ocorreu a Lacan no dia em que resolveu divulgar os *Escritos*. Publicar ensaios psicanalíticos em linguagem enigmática seria igual a destiná-los à lixeira (*poubelle*). *Escritos* não diz nada. Experimentei várias maneiras para traduzir a invenção lacaniana de sabor joyciano: *publirrefugação, lançaminto lixerário, descartelitteral*. Escolhi a última sem esquecer as outras. O que vai ao lixo? Lacan explora, poucas linhas depois, *lettre* (*carta* ou a *letra*). *Descartelitteral* tem a vantagem de abrigar: descarte, literatura, carta, letra, lixo. Ambições literárias não eram estranhas a Lacan, o psicanalista evoca o ficcionista Philippe Sollers, letrista como ele; ambos, autores de livros destinados ao lixo. Lixo não é o destino de tudo o que se escreve? Quem lerá em breve luminares de agora? Entre representações gráficas, Lacan destaca a letra *a*, objeto imaginário, lixo, embora atraente por prometer o grande *A* (lugar utópico, pleno, ideal, inalcançável). Letras proliferantes em multidões infinitas pontilham a via de *a* a *A*, rota em que andamos e desandamos.

Em meados do século xx, encontramos Lacan ocupado em definir para a psicanálise o termo "significante", trazido da linguística. Ocorre-lhe a estrada que liga Mantes a Rouen. Uma trilha africana de elefantes, sustentada por migrações periódicas, obedece a uma finalidade precisa, leva a depósitos de ossos. Um caminho vicinal na Inglaterra ou na França determina o destino. A grande via, ao contrário, tem vida própria, não se caracteriza por usuários nem por finalidade definidos, nela desembocam todos os caminhos. Limites circunscrevem territórios, vias aquáticas originam aglomerados humanos. À maneira das estradas, das fronteiras e dos rios, significantes possibilitam circulação, articulações imprevistas, campos de significações.

Ao retornar de uma viagem ao Japão, em 1971, Lacan sobrevoa a Sibéria, planície interminável coberta de gelo. No avião, o pensador muda a direção do olhar. Esquece trilhas, caminhos, vias, não o fascina a luz, elide sombras, agradece ao governo de Moscou a rota distante de aglomerados industriais. A planície gelada abaixo das nuvens o atrai, face vazia de nada. Perturbado por gotículas de água suspensas no ar e por efeitos luminosos, evoca uma comédia de Aristófanes, *As Nuvens*. As alvas formações voláteis foram divinizadas por uma personagem caricata, Sócrates. Lacan dessacraliza essas últimas e tênues contorções. Semblantes, fantasmas, significantes, sintomas, outro, Outro somem. Os ideogramas japoneses – ao arrepio da grafia cursiva ocidental de cunho individualizante – proliferam com a mesma cara, a exemplo das geladas superfícies vazias. Lacan, em sua última fase, silencia a voz, o nada se anuncia na grafia, *lettre,* letra ou carta que chega sempre ao destino, o real, o descarte literal. Lacan nos leva ao litoral, limite entre o real e a escrita. A letra não se confunde com o significante, o significante entra na cadeia significante; a letra, anterior, vigora abraçada ao nada. O próprio observador se anula como sujeito. Resta ainda a oposição ver/ser visto. Traço é letra anterior à escrita alfabética. Se apagarmos o traço (letra), caímos no todo em que ver e ser visto não se opõem, matriz sombria da visibilidade primordial. O "haja luz" trava a corrida. Desde Duchamp, a contemporaneidade escava o subsolo do visível. Cada palavra profere a ordem de parar. A dor é sintoma da nossa incapacidade de deter, de compreender. Quem se equilibra no limiar, vê e é visto. Ver sem decretar oposição, ver sem intenção, ver sem sair de si, ver sem moldar objetos, ver e ser visto. Sem traço, sem fronteiras, não há para onde ir, não há outro, não há Outro. O traço (/) separa eu/outro, eu/Outro. O traço me parte, vivo partido. A diferença está no traço. Dê-se ouvido a Drummond: "Esse é tempo de partido, tempo de homens partidos".

"Todo vê", já dizia Xenófanes. "*Riverrun*" disse Joyce, movimento anterior a Adão e Eva. Antes da oposição, Lacan propõe o palíndromo *Madam* (*I'm adam*). O começo é um puro começar sem esquerda/direita, fora/dentro: fluir, recomeçar, circularidade móvel, duração pura, real, sentido pleno, em fronteiras. Finda a visão das geleiras, retornamos a fronteiras, a traços, a espaços emparedados, à biblioteca. Andamos por corredores ladeados de estantes e livros, classificados por assuntos e autores. Você pode consultá-los, refletir sobre cada um deles. Compreendida a ordem, você poderá dizer: aqui falta o volume tal. A biblioteca nos resguarda do abismo, haja vista *A Biblioteca de Babel* de Jorge Luís Borges.

Ao real – sem ordem, sem lei, sem explicação – não falta nada. O real resiste ao dizer, ao escrever, ao explicar, à ordem, à classificação, ao livro, à biblioteca. Hostil ao mundo organizado, o real apresenta-se acósmico, i-mundo. O que não emerge no simbólico sucumbe no real. O real, absente (*absence*), sem-presença, vive no ab-senso (a*b-sense*), não-sentido. Rebelde a divisões, a racionalizações, o real repousa aquém de metáforas, aquém de metonímias, aquém do simbólico e do imaginário, aquém do prazer, aquém da dor, aquém da cor, no silêncio. De nada vale cerrar as portas de salas abarrotadas. O real invade textos, separa letras, palavras, sentenças, obscurece frases, parágrafos, o real embaralha ideias; flutuando no real, significantes se buscam e se repelem. Nascidas do seccionar, relações entre unidades cortadas fracassam, inarráveis. O real, corte que parte o sujeito, abre-se como um poço em cujas bordas nos equilibramos, tontos, fendidos. Experimentamos o real na angústia. Submerso no reino das sombras, o real assombra. Ecoa no real o indeterminado, empapado de forças sagradas, divinas, fonte de superfícies floridas, de letras, de letrados, de mundos à espera de inventores. No real sucumbem todos os semblantes construídos para escondê-lo. Lacan encara o real para compreender a realidade.

A letra guarda o último rastro da visibilidade, confronta a sombra, a velocidade que ainda não se fez luz – lituraterra.

5. JOYCE, O ENIGMA

Destroços

Industriosas antevisões de Bacon em *Nova Atlântida* viraram máquinas de destruição em princípios do século XX. Ao heroísmo triunfalista da epopeia renascentista, Jorge de Lima opõe – refiro-me a *Invenção de Orfeu* – um herói caricato sem ancestrais assinalados, sem brasões. Joyce recusa, no *Ulisses*, o encadeamento causal, estabelecido como inquebrantável por Kant. Personagens sem linhagem e sem nome, dispersas no labirinto urbano, tangidas pelo relógio e pela esfera solar, emergem em episódios desconectados, fragmentos do mundo e da vida, registrados em fita cinematográfica ficcional. Vaga no emaranhado urbano um herói periférico, Leopold Bloom, resto do colonialismo em colapso. Filho de um pai suicida, pai de um filho morto, Bloom perambula sem passado nem futuro, exilado em sua própria terra, exilado de si mesmo. Stephen, sem teto, sem projeto e sem emprego, move-se talentoso, jovem e inútil num mundo em ruínas. Molly, centro vulcânico, afirma a exuberância da vida, sua própria. Em lugar de aperfeiçoar um estilo só, como determinava Buffon, Joyce inventa recursos narrativos para cada evento, para cada hora do dia. Hostil ao sólido, ao único, Joyce avança com pluralidades, estilos que estilhaçam. Da morte de Deus, somos levados à morte do homem, à morte do autor, à morte da obra bem construída e passamos ao além-homem, o inventor, à obra inconclusa. A língua inglesa ainda existe? No *Finnegans Wake*, ela naufraga. Mesmo leitores experimentados encalham espantados no primeiro parágrafo. A vida está no movimento, em giros sem princípio, sem fim. Confrontamos semblantes, instáveis, neblinas.

Moisés

Lacan evoca Moisés no monte Nebo a contemplar a terra destinada a seu povo, terra em que lhe foi negado entrar. Comparáveis a Moisés, atravessamos desertos e não alcançamos a terra prometida. Lacan vê no "bo" de Nebo o "bo" do nó borromeano, nó, que aberto, encadeia-se em liberdade inventiva ao infinito. Ao dizer Nebo, Lacan lembra-se do monte Sinai, lugar em que Moisés recebeu a lei, faz do Sinai e de Nebo, um monte só. A lei, o pacto firmado pelos filhos, toma o lugar da palavra opressiva do pai da horda primitiva, destronado, assassinado, cultuado. A lei de Moisés contradiz a lei do mundo, esta manda matar, a de Moisés ordena não matar: criar, fazer, saber fazer, inventar, amar (amar o pai!, o criador). A força divina da lei mosaica é esta. Moisés, o homem da lei, recorda os acontecimentos desde a criação do mundo, e assenta os princípios que deverão nortear os que buscam a realização de promessas. Unidos os dois montes, o da lei e o da visão alvissareira, chegamos à *père-version*, a versão do pai, Moisés, o escritor, versão que abarca *Finnegans Wake*, romance de andanças, de travessias, de buscas, de errâncias, de encadeamentos incansáveis, rebelde ao idioma, a idiomas, a códigos opressivos. *Finnegans Wake* resulta de um Tristão atormentado de culpa ao abraçar Isolda, destinada a Marc, o tio, pai a quem tinha jurado lealdade. Tristão é um dos semblantes do narrador cujos olhos transgressores e culpados caem no Parque sobre a origem da vida, exposta como no quadro de Courbet, olhos culpados deliram uma Dublin que não é Dublin. A invenção literária levanta-se inaudita para abalar o que se instrumentalizou, o que impensadamente se diz. Os trovões que periodicamente soam no *Finnegans Wake* sacodem o universo a fim de provocar invenções surpreendentes.

Tomar o lugar do pai, criar um monumento literário para compensar a perda de um filho carnal está no centro das discussões da biblioteca em *Ulisses*, lideradas por Stephen Dedalus. Dos delírios de Bloom – um dos espelhos de James – errante no labirinto das ruas de Dublin, nasce o romance. Fracassado como esposo e como pai, os projetos delirantes de Bloom geram um filho escritor. Unida a um marido que não a satisfaz, Molly delicia-se com um delírio bordado de aventuras amorosas que competem em número com as de Don Giovanni. Os delírios de mentes fecundas fluem como as águas do Liffey.

Miguel Ângelo

A escrita delirante de Joyce afronta o maneirismo de Miguel Ângelo. Em *Juízo Final,* a posição teatral de Cristo lembra o braço levantado de Cícero ao acusar Catilina de conspiração contra a república, a palavra retórica ergue o braço, agita os dedos, gira o rosto, move os pés, a palavra se faz carne, o discurso anima os músculos da história, grupos encadeiam-se com malabarismos sintáticos, o universo se arma em uma peça oratória de princípio, meio e fim, palavras de julgados aproximam, distanciam, ativam a marcha de multidões, corpos giram, circulam, deslizam em espaços vazios, pesam, caem de alturas sonhadas,

218   JOYCE ERA LOUCO?

tombam desfigurados, assombrados, desatinados, espécimes musculosos silenciam.

Joyce descentraliza a narrativa e a história, corpos pairam sem pele, sem ossos, sem carne em giros de sonho, sombras vêm, unem-se, confundem-se, dissolvem-se, partem, palavras desprendem-se de atos e de fatos, concorrem, rompem, arrombam, conjugam-se imagens, ideias e sons, lembranças de ontem e de hoje convivem, o juízo final estilhaça-se em mil juízos, estes misturam-se com pedaços de conversas e charadas do dia a dia.

Erasmo de Rotterdam já tinha investido em *Elogio da Loucura* contra a ênfase de discursos capciosos que abafam a vida. A eloquência ensurdece queixas, gemidos, vagidos. O monólogo da Loucura, uma deusa, ataca eminências, tronos, cúrias, palácios. Palavras elaboradas condimentam a realidade com a arte das especiarias trazidas do Oriente. Condimentos falseiam fatos.

Os argumentos erasmianos contra a discurseira medieval e renascentista sobrevivem nas reflexões de Lacan, atento a mentiras retóricas (o simbólico) desde o discurso acadêmico (filosófico ou científico), desde a propaganda (comercial e política) até à conversa informal. Lacan está persuadido de que a linguagem abafa o ser (o real). A mentira contamina o condimento (*qu'on dit ment*), a verdade fura o bloqueio da sintaxe e da gramática no falar de loucos, os surrealistas, inimigos da retórica. A verdade refugia-se no indizível. O simbólico pesa como pesadelo. Maneirista, Joyce se desprende do observável, mistérios impregnam enigmas, vazios miguel-angelianos perfuram a prosa.

Fernando Pessoa

Joyce era louco? Não renuncia à formação jesuítica, mas vive em conflito com ela. Passagens bíblicas e a erudição medieval o perseguem, incorporados no universo de suas invenções. Dúvidas e desejos inquietam sua persistente união com Nora, repele o corpo, a imagem, a relação sexual, a procriação. Não há relação sexual, insiste Lacan. Moisés, sepultado no deserto, não teve relação com a terra prometida. Por não nos relacionarmos a contento conosco mesmos, com nada e com ninguém, vivemos inquietos. A não relação nos faz criativos. Delírios do que ainda não é quebram algemas. Os que sabem fazer inventam mundos inconsistentes como bolhas de sabão. A relação sexual multiplica a vida animal, atritos originam delírios, obras de arte. O *objeto a*, tormento de artistas, simboliza o que escapa.

O território que confina o psicopata não coincide com o mundo das pessoas que o cercam nem abre portas a projetos. Todos inventamos a casa em que vivemos, lugar de delírios. Joyce era louco? Ao desarticular o mundo que assombra, um pesadelo, Joyce age como criador, cria-se a si mesmo, contribui para que leitores ativos se evadam da rigidez petrificante. Em lugar de impor falsidades, Joyce denuncia mentiras. Reconhecido o pai faltoso, sabe que o ancestral lhe legou um falo falho. Joyce faz o que ninguém lhe ensinou. Criador de universos, Joyce volta-se ao real (nada) para inventar. Os estilos de Joyce repelem repetição patológica. *Deixa-me ser, deixa-me viver* – disse Stephen à opressora mãe rediviva. Joyce arma um utópico mundo de liberdade, vivido na enfeitiçada noite de Circe em *Ulisses. Finnegans Wake* é um espaço de fruição (*jouissance*), fluir em que o sentido se ouve (*J'ouïs sens*), utopia das utopias. Como toda utopia, a joyciana é crítica ao mundo desumanizante em que as leis de mercado valorizam o produto e consomem consumidores. As invenções de Joyce destinam-se a serem consumadas. Quem entra na ficção de Joyce, sai renovado. Atormentada por frustrados delírios de grandeza, Aimée, apagada a diferença entre sujeito e objeto, levanta o braço contra uma atriz para punir-se a si mesma, aprisionada em si mesma, confinada numa instituição que lhe tolhe todas as possibilidades de ser.

Conta Fernando Pessoa que no dia 8 de março de 1914 aproximou-se de uma cômoda alta e escreveu de pé, sem parar, mais de trinta poemas em estado de êxtase, apareceu-lhe em seguida, nascido ali, Alberto Caieiro, o primeiro de seus heterônimos. Relata que em outras ocasiões lhe apareciam palavras estranhas a que não podia resistir. Fernando Pessoa era louco? Como negá-lo se ele o afirma com ênfase e orgulho:

> Sem a loucura que é o homem
> Mais que a besta sadia,
> Cadáver adiado que procria?

O que o diferencia de Aimée? A romancista paranoica não consegue deter o punhal erguido contra Mme. Z. Se outros não a imobilizassem, incontornável seria a consequência fatal. Fernando Pessoa resiste a imposições:

> Ai que prazer
> Não cumprir um dever,
> Ter um livro para ler
> E não fazer!

Lear

Com propriedade pergunta Lacan: "a partir de quando se é louco"? Responda o teatro de Shakespeare. O Rei Lear, seduzido por uma vida serena e farta, resolve dividir seu reino entre suas três filhas com a condição de o abrigarem, de tempos em tempos, no palácio de cada uma delas, acompanhado de sua guarda pessoal. Com olhos no quinhão, as duas filhas mais velhas excedem-se em manifestações de amor. Só a última, Cordélia, exprime sentimentos moderados. Decepcionado, Lear deserda Cordélia em benefício das mentirosas. Não demora, as privilegiadas passam a tratar o pai como velho lascivo e inútil. Abandonado, Lear procura a proteção da repudiada. Quem é louco? O rei sonhador, as filhas interesseiras, a filha honesta ou o bobo, detentor do direito de dizer o que pensa sem ser punido? O bobo quebra o sentido e faz advir a verdade. Fonte de palavras iluminadas, o bobo chama o rei de *nuncle* (*uncle, tio; nuncle,* tio inepto, inútil); em *nuncle* soa *non* – nada. Os ditos do bobo abalam estruturas. Shakespeare mostra o colapso de palavras falsas, tidas como verdadeiras. Joyce, em resposta, perturba o respeitável nome de Shakespeare, sacode-lhe as barbas (*Shakehisbeard*), implica com a sexualidade do tragedista em *shaggspick* (shake+eggs+pick); na visão do narrador, Shakespeare é um *shaggspirado*. Brincar assim com um nome glorioso é coisa de louco, artimanha do real sem sentido. O Joyce que se livra da história, como a fruta sai da casca, afronta sacralidades. Só um louco como Lear poderia sonhar em preservar a dignidade de rei sem a segura garantia de um reino. A partir de quando se é louco? Vivemos na fronteira. Sem acesso à loucura, perderíamos a capacidade de inventar, a ordem nos tolheria os movimentos, definharíamos.

Quixote

O Quixote de Agamben, invertendo equívocos do herói de Cervantes, entra, de espada em punho, na luta de cavaleiros, projetada numa tela. A arma de Quixote estraçalha as imagens. Os buracos abertos confrontam os espectadores decepcionados com a vazio. Que Dulcineia poderia amá-lo? Doido como o Quixote de Agamben, o Hamlet de Shakespeare, insensatamente convicto do que lhe disse o fantasma do pai, avança contra o mundo que o rodeia, fere indistintamente inocentes e culpados, antes de enfrentar a morte nua. Semblantes, imagens artísticas que revestem o real, nos permitem respirar, viajar, falar, inventar, sonhar, viver.

Em lugar do servilismo das pacientes de Lacan, submissas a paradigmas, Joyce indefine conceitos, descaracteriza discursos, agride eminências. A metempsicose, insistentemente evocada no *Ulisses,* aponta a psique transmitida nos que inventam desde Homero até James Joyce. Joyce escapa como de uma casca – casca é o nó, o estabelecido, a estrutura – liberta-se da tirania do pai, inventa e reinventa mundos sem estar subordinado a ninguém. As invenções de Joyce alimentam os sonhos de muitas gerações.

Sintoma

Joyce é o sintoma, *Finnegans Wake* é o sintoma, obra que lhe deu nome, laboriosamente produzida, obra em andamento (*work in progress*). Localizamos as cabeceiras de *Finnegans Wakes* no momento em que Joyce rompeu com o passado para consagrar-se a suas próprias invenções.

Finnegans Wake é o sintoma, a tese defendida pelo psicanalista Jacques Lacan na conferência de abertura do v Congresso Internacional de Joyciastas eclode na efervescência do movimento estruturalista. Em favor da objetividade científica, os estruturalistas insistiam na rigorosa autonomia da obra literária, liberta de contaminações subjetivas, venham do autor ou do leitor. Entendida como um todo em que as partes se relacionam, os estruturalistas apresentavam a obra literária como uma unidade que deveria ser abordada com métodos rigorosos. Para Lacan, a obra exprime o sujeito. Quem é o sujeito? Não se confunda sujeito com uma identidade socialmente identificável. O sujeito ergue-se misteriosamente do real, sem sentido, anterior ao inconsciente que se estrutura como uma linguagem. Édipo, na antiguidade, foi destinado pelos pais, pelo oráculo. Joyce, ao romper com o passado, do qual ele se desfaz como de uma casca, Joyce a si mesmo se destina, destina-se na heresia, no encadeamento dos sons, na redefinição de histórias, na reconfiguração de imagens, no leque de rumos. Em lugar do sintoma sofrido, configura-se o sintoma livremente eleito.

Com a queda da imagem especular caem também os ideais (objeto *a*) que o corpo moldado no espelho projeta. Frente à opção de perseguir um corpo idealizado, James escolhe a tarefa de inventar um corpo seu. A mania poética, invenção sem fim, respira, prolonga o brinquedo. A criança inventiva não é separada do corpo da mãe contra a vontade, ela recusa o peito e passa a produzir um mundo próprio, brilha nova origem, um mundo sem precedentes. O jovem cai como James e se ergue como Stephen (Estêvão), o mártir, o santo, o sant'homem, o artista – Dedalus. Ao modo de Joyce, Stephen, máscara do romancista, desfaz-se da casca protetora ao sepultar a mãe e repelir Deasy, o diretor que deseja vê-lo ordeiro e feliz.

Sem medo de escolher, sem estar subordinado a ninguém, sem preocupação de se comunicar, sem temor de ser censurado, Joyce é livre para inventar o corpo que lhe agrada. A invenção nasce da vontade de ser. James cria um corpo literário que entra em contato com outros corpos, um corpo que luta pela independência, corpo que sofre, que frui, que explora, corpo, que ao se construir, provoca construtores, corpo que se desfaz da casca, da capa, corpo que escapa, corpo que deixa o corpo histórico, familiar pessoal, corpo que, sustentado em si mesmo, ergue-se maneirista no escabelo, corpo do homem que a caminho está em busca do além-homem. O corpo reinventado não reproduz o corpo abandonado. Cada traço é golpe desferido contra o pai molesto e admirado, contra a mãe opressora, contra a língua do invasor, contra todas as línguas, contra monumentos, contra valores, redemoinho na biblioteca universal. A cada movimento, uma revelação inesperada, epifania, *claritas,* um raio que rasga o manto negro da escuridão. Joyce provoca para gozar da alegria de depender só de si mesmo.

O inconsciente lança-se ao desconhecido (*unbekannt*). A linha única da escrita – *unária* (*einziger Strich*) – toma a direção de invenções infinitas. Erros são acertos, erros no simbólico levam ao real para novo impulso criador. Liberto da escravizante imagem especular (o passado, a formação, a opressão), o escritor inventa imagens, as imagens inventadas circulam livres no largo caminho da narrativa.

Desprender-se do corpo não é aniquilar o corpo, o autor não precede a obra, cria a obra, e a obra o cria, a obra é a biografia do autor, outra não há, biografia é a grafia de uma vida. A obra vive no tempo e no espaço, o leitor dá vida à obra e ao autor. James experimenta o fruir (*jouissance – joy, joie*) no corpo, corpo que ele dá a si mesmo, *Finnegans Wake,* obra cujas palavras fremem na pele, na carne, nos ossos, palavras que fazem rir e chorar, paródia de eminências como Napoleão e Wellington. *Finnegans Wake,* este é o corpo de Joyce, corpo que ele arma como um brinquedo, corpo como o do aventureiro norueguês, rebelde a normas, insubmisso à arte do alfaiate. A cada momento soa o "haja luz", nova palavra ilumina o universo. James, o criador, cria um mundo a partir de lixo, de quase nada, de mundos verbais de pouca consistência, salva fragmentos para que não sucumbam no real. Existe o Um (*Yand'l'Un*), há o Um, *Hum,* James fala no poder de Anna, a assombrosa, portadora de plurabelidades, *Finnegans Wake* se estende como um *mamafesto.* James não é desafiado a interpretar enigmas como Shem, James cria enigmas, não se defronta com uma esfinge como Édipo, esfinge é ele. A um mundo louco, James, o construtor, responde com um monumento inconcluso, do porte de catedrais, legado a continuadores. Narrando o inarrável, Joyce enverada por mil e uma histórias, retomadas, recontadas em lances imprevistos, inventa palavras não sustentadas pela história, palavras que navegam acima da história.

Ao contrário de Marcelle e de Aimée, Joyce sabe-se faltoso, filho de pai falido. Para construir o nome, a escrita de Joyce derruba tiranias. Como criador, inventor de nomes nascidos do nada (real), James Joyce projeta-se ao que ainda não é. Marcelle e Aimée estão presas ao corpo e ao passado, a palavras impostas; em lugar de produzir, limitam-se a imitar modelos idolatrados, distantes, consistentes, impossíveis, a estrutura paranoica não se abre ao progressivo encadeamento borromeano.

Todos somos acometidos por palavras impostas, nós as incorporamos em nosso próprio falar, reinterpretadas, elas soam à nossa maneira. Psicóticos exteriorizam palavras ditatoriais, opressoras. A expressão, "a palavra me foge", que soa hoje na boca de todos, foi um dia inventada por falantes requintados. Escritores rebeldes demolem torneios herdados. O sinthoma rompe nós, quebra sintomas, desarticula estereótipos, desconstrói para originar o que ainda não é, desencadeia reinvenção interminável. Vinculado à complexidade ambiente, Joyce não cessa de escrever, abre buracos no simbólico, desarticula ideias e palavras, mina monumentos, constrói, encadeia borromeanamente ao infinito, o poder se faz canto, a arte o liberta de forças dominadoras, de palavras impostas, de autores consagrados, faz e desfaz nós em exercício contínuo. A escrita o instala no mundo, revira o mundo, restaura o mundo. Aimée, arremessada aos lobos, não sabe o que fazer, não sabe como fazer – não sabe fazer.

226 JOYCE ERA LOUCO?

James Joyce, criador, sinthoma, aparece como *ego* depois da surra. Ego? Lacan combateu na década de 1950 o "ego" dos psicanalistas capitaneados por Anna Freud. O que significa a reabilitação do ego nas últimas palavras do livro sobre Joyce? Ressoa em Lacan a personalidade artística teorizada por Otto Rank. Coloque-se criador, sinthoma, ego no mesmo nível. A escrita é o sintoma do Joyce inventor, ego é o James que se libertou do corpo de sua gente. "Ego" confunde-se com o saber fazer, o sinthoma. Enodando o real e o simbólico, o ego se desfaz da imagem do corpo tímido, atormentado, Joyce esplende na escrita para demolir, inventar, reinventar, refazer, misturar. Ao se enodarem o real e o simbólico, o imaginário gira solto em virtude a um erro. No erro está a verdade: ao operar o nó, o ego liberta-se da imagem do corpo opressor renegado.

Joy (em Joyce) é felicidade, fruir (*jouissance*). Lacan aproxima Joyce, nome truinfante, alegre, de *Freud,* nome derivado de *Freude,* alegria. Para reviver a *jouissance* que agitou Joyce ao escrever *Finnegans Wake,* convém ler trechos da obra, recomenda Lacan, sem o cuidado de entendê-los. O *sinthoma* enoda sons sem sentido, sem sentido é o que não é lógico, o que se desprende do logos, a *jouissance* que vem do corpo vitorioso.

Nunca se escreveu assim, *Finnegans Wake* é um escabelo (*escabeau*) que ergue a obra acima da arte de escrever. Lacan submete escabelo a inúmeras variações que fazem justiça à longa elaboração, declarada maníaca pelo psicanalista pelas razões já vistas. O romancista eleva-se com outro corpo, não o sonhado (objeto *a*), mas o construído, corpo que sobreleva outros corpos, corpo luzente, epifânico, testemunho do saber fazer, corpo exposto para ser visto e admirado, corpo que vale mais, que dura mais que o herdado. Lacan percebe em Joyce um corpo musical, feito de consonâncias e dissonâncias, pontilhado de ênfases, fulgurações. O escabelo é passarela de trezentos anos e mais.

Afetada por Joyce, a literatura fluirá em outros leitos. O conferencista vê *fin* (fim) em *Finnegans*, fim que avança em atos renovados, fim que não é o fim, fim que é sintoma vivo, ativado pelo sujeito, fim que é processo. Leia-se belo em *esca-beau*, esca-belo. Desfeita a imagem especular, singulariza-se o sinthoma, ergue-se o pai do nome, o pai que nomeia, esplende o belo, a *claritas*, a epifania.

HCE tem dois filhos, um deles é Shem, o escritor, Lacan lembra o epíteto de Shem, *penman*, o homem da pena e o chama de *shemptôme*. O outro, Shaun, é o divulgador. Lacan o aproxima de Jones, um biógrafo de Freud, que eleva a biografia aos altares da *hagiografia*. Lacan, inventivo como Shem, quer-se aparelhado do *agenbite of inwit* (*morsure du mot d'esprit* – espirituosidade mordente), a palavra de espírito é demolidora, irreverente, reflexiva. Lacan ataca hagiógrafos para construir, em homenagem a Freud, um sistema seu. Irreverente, Lacan costumava enfrentar plateias com charutos serpenteados – oferecidos enodados (*culebras*) em caixas – expressão de sua personalidade luciferina, irônica, maligna, blasfema. A irreverência lacaniana rompe nós para abrir caminho a falas incendiárias de estilo retorcido, obscuro, barroco, serpentário.

Joyce eleva-se acima da loucura do seu tempo, loucura das batalhas econômicas, do confronto bélico, da exclusão étnica. Como Nuvoletta, a obra de arte acena do alto aos antagonistas em conflito.

Jaclaqhan

Joyce era louco? *Qu'on dit ment.* Mentir é fingimento. O poeta é tão mentiroso, afirma Fernando Pessoa, que finge até a dor que de fato sente. O psicopata não sabe fingir, não mente, vive

228 JOYCE ERA LOUCO?

na verdade, no gozo, desamparado da metáfora, incapaz de invenções, ignorante de habitações instáveis, móveis. Aimée esbarra
em fenômenos fixos, a roda não circula, investe contra a imagem
de si mesma para se destruir. Desmentir o mentido abre rotas
à verdade. Tome-se um aforismo como "não há relação sexual".
Quando Lacan recorre a conceitos matemáticos, a linguagem se
dessexualiza. Relação sexual há na reprodução biológica, o raciocínio matemático não conhece sexo. Isso não anula o que Lacan
disse em outra parte, o que continua a dizer. A matemática tem
limites. Se fôssemos capazes de dizer a mentira pura, alcançaría-
mos por oposição a verdade. Pensantes livres mentem, sabem que
mentem e o declaram.

Conhecidos são os silêncios de Lacan, o orador, prolongados
muito além das prudentes prescrições dos tratados retóricos. O
silêncio invade a escrita. A distância entre uma declaração e outra abre espaço à reflexão. Lemos com os olhos, com os ouvidos,
teóricos sublinharam a riqueza da sinestesia. Oradores e atores
apoiam-se em textos escritos. Lacan requer receptores ativos,
gente, não mais que um punhado, interessada a trabalhar com
ele. Repele multidões passivas, turistas, curiosos. Jacques Lacan
ouve *han* ("uma espécie de suspiro de alívio") em seu nome ao
fim da palestra do dia 10 de fevereiro de 1976; em lugar de Lacan, lac-han. Brincando com seu próprio nome, o psicanalista
diz *jaclaque,* "claque" significa estar farto. O conjunto dá *Jaclacla-
qhan* (Jacques Lacan). Reduz, assim, seu nome próprio a nome
comum, tão comum como o nome de James Joyce, absorvido em
Dedalus, momentos antes. Reduzido a comum, o sujeito rompe
a subordinação a seus ancestrais, condição para elaborar nome
próprio. O nome de quem cria vigora na obra produzida. Joyce
pretende ocupar seus leitores por trezentos anos, Homero os
ocupa por mais de dois milênios. O autor esboça o nome que

os leitores continuam a tecer. Lacan reduz a solução dos seus enigmas a décadas, mas sabe que enigmas resolvidos geram novos enigmas. Joyce era louco? Louco como os surrealistas que constroem outra realidade sem se subordinarem a ela. Pessoas empenhadas em construir um nome, em desencadear a invenção de nomes buscam o gozo além da morte. Assim funciona a metempsicose joyciana. E Lacan? Tudo nos leva a crer que em *Lac-han* devemos ouvir *Lac-hun*, foneticamente os dois nomes são iguais. O auditório de Lacan cansa (*claque*) de ouvir intermináveis invenções discursivas. *Han* é lapso, queda em direção ao não saber, ao real sem sentido, donde renasce *Lac-hun*, o um que se individualiza (*Yad'lun*), o criador. Chame-se Joyce, Lacan ou Pessoa.

Joyce, empenhado em construir o seu próprio nome, abala o nome de Shakespeare, eminência das letras inglesas. A irreverência do irlandês transforma Shakespeare em *Shakehisbeard*. Sendo a barba (*beard*) índice de respeito, saber, nobreza, o insolente Joyce manda revirar os pelos faciais do venerável tragedista. O Shakespeare abalado comparece no *Finnegans Wake* com nomes estranhos: Shapekeeper, Shakealose, Shaggspick, Shaketon... A variedade é movida pelo sinthoma. Shakehands nos levou a imaginar um aperto de mãos de Shakespeare com Camões: Shakasmões, ou Shokasmões. O fluir universal abala todos os nomes respeitados, históricos ou inventados: Shem, Shaun, Isolda, Cristo, Wellington, Napoleão... Nomes sólidos mentem, a verdade está na variedade, melhor, na *varidade*. O princípio masculino, HCE (o Homem a Caminho Está), une designações distantes: Howth Castelo Earredores, Haroun Criancerrico Euevoberto, Humphredo Corcovado... No fluir do Liffey, o rio da vida, identidade vira indentidade, sem poupar Jacques Lacan, transformado em *Jaclaqhan*. Brincar assim com nomes é coisa de louco, razão da loucura é a invasão do real sem sentido. O Joyce que sai da história, como de uma casca, faz loucuras. Lacan era louco? Impressionado com Joyce, muda o sentido de conceitos que ele próprio inventa.

Analisar

Houve época em que Lacan parodiava Picasso: "Não procuro, acho", o método empregado em *O Sinthoma* é o da busca. Em conflito com a plateia, o psicanalista inquieto inventa, procura. Acha? Um achado leva a outro em sequência narrativa interminável. O sentido se dá na convergência do simbólico e do imaginário. Não pensamos sem palavras, o simbólico cria o sentido contra o real (sem sentido). O sinthoma intervém no lugar em que a cadeia borromeana, série metonímica infinita, se rompe. Em Joyce, o *sinthoma* (arte de criar) floresce no buraco deixado pelo inepto pai ausente.

Em Derrida, a escrita antecede a fala. Na experiência analítica de Lacan, a fala antecede a escrita. Derrida considera escrita até os espaços que se abrem entre uma palavra e outra. Fiquemos com o sentido lacaniano de fala: a prática da oralidade. Com palavras, desenvolvemos o sistema da língua em que nos comunicamos, vindas de exercícios espontâneos, *lalangue*. A língua comunicativa impõe-se com suas próprias leis, desenvolve-se em nosso corpo com o rigor e o vigor do "câncer". Entendam-se assim as falas impostas das pacientes, também as da filha de Joyce, Lúcia, consideradas telepáticas por James, o pai.

O sintoma instala-se na língua falada. Contra a imposição da fala (a língua adquirida, a língua de sua gente, a língua do pai), Joyce investe com a escrita inventiva, sinthoma, desenvolvida desde o *Retrato do Artista* até *Finnegans Wake*. A guerra desencadeada por Joyce abala todo o sistema linguístico a ponto de Lacan sublinhar que a língua inglesa não existe mais. Na ficção joyciana, o sistema parasita se decompõe. Considere-se o vermelho e a flor, não se confundem ; na flor vermelha, há e não há relação sexual. O *penisneid* freudiano não caracteriza a mulher. O homem e mulher são equivalentes como o vermelho e a flor, a fala e a escrita. A mulher é o sexo a que não pertenço.

Na insistente invenção de neologismos, no exercício da sintaxe rebarbativa, na indefinição de conceitos, na demolição de fronteiras, o sinthoma aproxima Joyce e Lacan. Joyce é analisável? Redefina-se a análise. Analisar não significa solucionar enigmas. Analisar é um processo sem fim, o vigor do sinthoma.

A *jouissance* (fruir) explica porque Joyce escreveu *Finnegans Wake,* mas por que o publicou? Para provocar a obra aberta, prolongamento do *work in progress.* Cabe ao leitor perpetuar o que o autor esboçou. Interpretar não é atribuir sentidos, é continuar a produzir. *Finnegans Wake,* esse é o corpo de Joyce, corpo que o leitor pode desmontar e remontar como um brinquedo, à maneira de John Bishop em *Joyce's Book of the Dark,* corpo que tomou dezesseis anos de trabalho e que Joyce, enfim, ergueu com o nome de *Finnegans Wake,* corpo que morre e que ressuscita como Finn, o herói incorporado na obra. O "haja luz" do escritor tira a obra do nada: modelos despedaçados, consistências desfeitas, há o Um (*Il y a de l'Un – Yad' Lan*), há Um, Hum, James Joyce. Obras de arte abrem buracos. Lacunas abalam, movimentam, ainda que o destino do que escrevemos seja a lata de lixo. Mais cedo ou mais tarde, pó é o destino de imponentes monumentos. A vida dos textos acontece no movimento da mão que escreve ao silêncio. A irreverência de Joyce abalou o século XX, os tremores sísmicos continuam a desestabilizar, o terremoto, animado pelo sinthoma, é a vida da escrita.

Eve

Eve, a mulher distante, inatingível, não subordina ninguém, gira, ruma em runas e retorna visível, vive em ruínas para reconstruir. O corpo da mulher fecunda, distante, dobra-se e se desdobra. *Eve* comparece, perece, reaparece na noite (*evening*), no espetáculo teatral, no brinquedo infantil, e rola nas vias de Vico, em *evo*luções, em *revo*luções, em *reve*lações divinas e humanas. A *Eve* viva, revivida, não-tota, matriz de possíveis, revestida de semblantes, ativa no saber fazer que forma, deforma, transforma, *Eve*, atuante em *evi*dências, vibra em sonhos, em liras, em lírios e delírios, Eva, maneirosa, maneirista, na incorporação, na transubstanciação, aproxima-se e se distancia no corpo da Isolda dos enigmas. À raiz da maneira, da mania, do estilo, estala *Eve*, a vida. Evaporada a essência do eterno feminino goethiano, vigora o feminino das águas, dos rios, da recirculação, do mamafesto, do monólogo de Molly. Em giros, Eve renova-se a si mesma, revira o mundo. Joyce, irrigado pelas águas que geram e giram, iluminado pela embriaguez dionisíaca, transtornado como Van Gogh, alucinado como Kafka, extravagante como Salvador Dalí, extasiado como Pessoa, delirante como as Mênades, Joyce, louco, Joyce, sinthoma, rompe barreiras, e a vida celebra a infindável renovação de si mesma.

Fruir

Por que Joyce escreveu? Apontar um acontecimento corriqueiro para explicar o lento desenvolvimento de obras magistrais é pouco. Inúmeros e indefiníveis são os motores que movimentam obras resistentes à ferrugem do tempo. Suas obras são máquinas criadas para reelaborar tudo desde os alvores do universo. Vale para Joyce a frase que o romancista colocou na boca de Stephen Dedalus: "a história é um pesadelo do qual tento despertar". James Joyce entrou cedo no pesadelo e partiu antes de o vencer. Lutou contra a extinção todos os minutos de sua vida. Conviveu diuturnamente com os trovões que de tempos em tempos abalam a galáxia verbal de *Finnegans Wake*. Enfrentou corajosamente ventos que açoitaram multidões. Suas expressões de júbilo saudavam pequenas vitórias duramente alcançadas. O delírio joyciano não respeita leis, não o sujeitam causa e efeito, tempo e espaço, não o oprimem ideologias. Associações semânticas e sonoras traçam roteiros imprevistos. Semblantes fluidos fazem-se e se desfazem. Palavras, imagens e sons circulam fora do controle de sistemas. A ficção joyciana antecipa as eletromecânicas redes sociais. Em *Finnegans Wake,* o fim, um sopro, busca o princípio, estilhaços giram em torno de um buraco negro, anterior ao haja luz, anterior à luz. *Joy* (em Joyce) é felicidade, *jouissance* (fruir). Enigma!

Diante do Outro

Joyce e Lacan nos levam a compreender Arthur Bispo do Rosário, épico das artes visuais, iluminado e ilimitado como o romancista irlandês. Impregnado da arte de sua gente, Arthur, levado pelo pai, ingressa na marinha. Lançado ao mundo, sem pai e sem mãe, Arthur desvenda largos horizontes nas ondas do mar. Encerrado o paríodo náutico, Bispo do Rosário, perdido no torvelinho do Rio de Janeiro, é acometido por delírios que lembram os de Schreber. Ao se declarar filho de Deus, é recolhido a uma instituição psiquiátrica onde é submetido entre centenas a confinamento e práticas humilhantes. Condenado a condições sub-humanas, Bispo do Rosário fulgura como redentor. Novo poder se levanta contra poderes ditos como sábios, disciplinados,

234 JOYCE ERA LOUCO?

científicos. A revolução nasce da loucura, rebeldia silenciosa, terna, corajosa, persistente. Deus (o Outro) age no peito, na sombra, no refugo. Bispo vive diante do Outro, produz e se produz para o Outro. O fazer penetra no corpo, abastece-se do corpo, produz outro corpo, o corpo da arte, corpo fabricado para o Outro. Lembrado de habilidades de sua gente, passa a bordar, a pintar, a montar, a ordenar lixo, caos. Internalizado o Criador, Bispo empenha-se em dar sentido ao sem sentido (o real lacaniano). De cavernas sombrias, levanta-se robusto um sujeito que oferece o vigor dos músculos (era boxeador) à manutenção da ordem. Conquistando a confiança de quem o vigia, a Bispo são oferecidas regalias negadas aos outros internos. De movimentos imprevistos, o xadrez reinventado por Bispo não se enquadra em sistema algum. Recebe a chave de seu aposento não como favor mas como reconhecimento de escolhas responsáveis. Na cela de Bispo acumulam-se entulhos: panos, talheres, sandálias, sapatos, garrafas, papelão, papéis... De lixo, Joyce fez lixeratura, Bispo produziu *lixefatos*, artefatos nascidos do lixo. Obediente a vozes do Outro, Bispo trabalha intensamente. Rebelde é arte rebelde de Arthur, rebeldia pós-industrial, repúdio à linha de montagem, emergência do sujeito contra a multidão massificada, tangida a pretensos paraísos despersonalizados. Na sociedade do espetáculo e contra ela, Bispo cultiva o privado, a vida diante do Outro, de quem lhe vem a ordem de produzir, de ser. Pouco lhe importa o que os outros digam ou pensem, Bispo trabalha para ser. A missão de sua vida, a importância do que faz são assuntos pessoais. Noé redivivo, Bispo constrói uma arca para navegar no mar que cobriu a terra. No imaginário medieval, a nau dos insensatos recolhia loucos e os transportava para lugares ignotos, Bispo do Rosário junta restos de um mundo enlouquecido e os restaura no território da arte. As obras de Bispo, artefatos sem valor de mercado, resistem ao sistema de trocas. Objetos condenados ao aniquilamento revivem no toque redentor, o universo renasce nas mãos criadoras do artista. Tecidos desfeitos fornecem-lhe linha para bordar, jornais de ontem o colocam em sintonia com o mundo. Sabe o que se passa na Espanha e no Afganistão. O *savoir faire* lhe permite salvar o que usuários gananciosos, produtores inventaram e arruinaram. A recompensa não está na aprovação, na troca, não está na vitória sobre competidores. O fazer não é instrumento para alcançar o além. A satisfação de Bispo está no próprio fazer, no saber fazer. No princípio era a ação, diz o Fausto de Goethe. O prazer de Bispo está em construir, em se construir. Na idade pós-industrial, mentes inventivas constroem seu próprio sistema de pensamento, concretizam a fé. Territórios – chamem-se parafrenia ou esquizofrenia – são camisas de força, classificações obsoletas. Aquém do esquizofrênico e do parafrênico está o sujeito que não cabe em classificação nenhuma, o sujeito se fará isso ou aquilo e será sempre coisa diferente.

Bispo do Rosário morre em 1989, ano da queda do muro de Berlim, símbolo da abolição de fronteiras. Para enfrentar o eterno Juiz (o juízo dos pósteros), Bispo produziu uma túnica, sua obra-prima, síntese temática dos seus trabalhos, bordou na veste a trajetória épica de sua vida. Cortado de suas raízes, Bispo inventa outro mundo no qual ingressa produtivo, triunfante. Encerra-se para viver na terra prometida, longe do deserto civilizado que o humilhou. No tempo em que a arte nivela identidades, Bispo se levanta para fazer-se um nome, a assinatura de Bispo são os artefatos que saem de suas mãos, sua maneira de ser louco, de se apresentar pós. Voltado ao futuro, donde lhe vem a força, Arthur Bispo do Rosário comparece no vestíbulo da pós-contemporaneidade.

REFERÊNCIAS BIBLIOGRÁFICAS

BADIOU, Alain. *Lacan, l'antiphilosophe.* Paris, Fayard, 2013.

ELLMANN, Richard. *James Joyce.* Trad. Enrique Castro e Beatriz Blanco. Barcelona, Anagrama, 1991 [1982].

FOUCAULT, Michel. *Histoire de la folie à l'âge classique.* Paris, Gallimard, 1972.

HARARI, Roberto. *Como se Chama James Joyce?* Trad. Francisco Franke Settineri. Salvador, Ágalma, 2003.

JAEGLÉ, Claude. *Portrait silencieux de Jacques Lacan.* Paris, PUF, 2010.

JOYCE, James. *A Portrait of the na Artist as a Young Man.* London, Granada, 1980 [1916].

_____. *Ulisses.* Trad. Antônio Houaiss. Rio de Janeiro, 1966 [1922]. (Há ainda as traduções de Bernardina da Silveira Pinheiro e de Caetano W. Galindo.)

_____. *Finnegans Wake/ Finnicius Revém.* Trad. Donaldo Schuler. São Paulo, Ateliê, 1999- 2003 [1939].

_____. *Selected Letters.* Richard Ellmann, ed. New York, Viking, 1975.

LACAN, Jacques. *De la psychose paranoïaque dans ses rapports avec la personnalité.* Paris Seuil, 1975 [1932].

_____. *Écrits I*, II. Paris. Seuil, 1966 – 1971.

_____. *Autres Écrits.* Paris, Seuil, 2001.

_____. *Le Séminaire.* Paris, Seuil, 1975 – 2005. (Recorremos também a *Livro 23, O Sinthoma, 1975-1976,* de Sérgio Laia, Rio de Janeiro, Zahar, 2007.)

MAESO, Gerardo. *Lacan con Joyce.* Buenos Aires, Grama, 2008.

MALET, Jean-Daniel (org). *Lacan regarde le cinéma, le cinéma regarde Lacan.* Paris, ECF, 2011.

MENGUE, Philippe. *Proust-Joyce, Deleuze-Lacan.* Paris, Harmattan, 2010.

MILLER, Jacques-Alain. *Perspectivas do Seminário 23 de Lacan. O Sinthoma.* Rev. Teresinha Prado. Rio de Janeiro, Zahar, 2010.

ROUDINESCO, Elisabeth. *Jacques Lacan.* Trad. Paulo Neves. São Paulo, Companhia das Letras, 1994 [1993].

SIMANKE, Richard Theisen. *Metapsicologia Lacaniana.* Curitiba, UFPR, 2002

SOLER, Colette. *L'aventure litteraire.* Paris, EdCL, 2001.

_____. L'incoscient à ciel ouvert de la psychose. Toulouse, Le Mirail, 2008.

_____. *Lacan, l'inconscient reinventé.* Paris, PUF, 2012

_____. *Lacan, lecteur de Joyce.* Paris, PUF, 2015.

Título	*Joyce Era Louco?*
Autor	Donaldo Schüler
Editor	Plinio Martins Filho
Produção editorial	Millena Machado
Capa	Elida Tessler (obra *O Homem sem Qualidades Caça Palavras*, 2007. Foto de Fernando Pereira). Camyle Cosentino (projeto gráfico)
Editoração eletrônica	Camyle Cosentino Victória Cortez
Revisão	Ateliê Editorial
Formato	14 x 21 cm
Tipologia	Adobe Caslon Pro
Papel	Cartão Supremo 250 g/m^2 (capa) Chambril Avena 90 g/m^2 (miolo)
Número de páginas	240
Impressão e acabamento	Graphium